AF462254

DU

ROLE DE LA SYPHILIS

DANS LA CÉCITÉ

PAR

Édouard BINET

Docteur en médecine de la Faculté de Paris,
Chef du Laboratoire d'histologie à l'Hospice national des Quinze-Vingts.

PARIS
LIBRAIRIE MÉDICALE
HENRI REY
12-14, RUE MONSIEUR-LE-PRINCE, 14-12

1883

DU

ROLE DE LA SYPHILIS

DANS LA CÉCITÉ

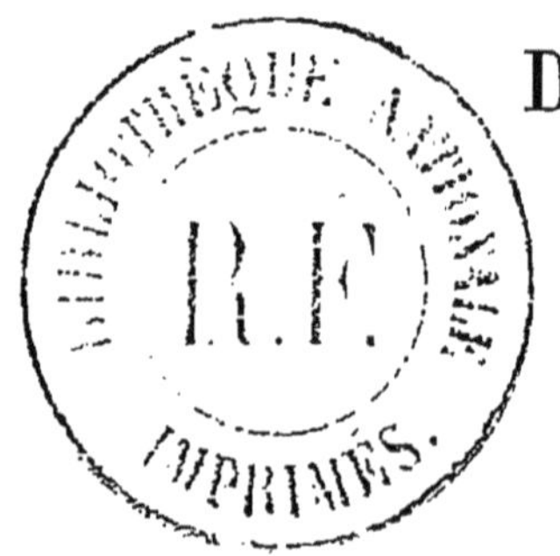

PAR

Édouard BINET

Docteur en médecine de la Faculté de Paris,
Chef du Laboratoire d'histologie à l'Hospice national des Quinze-Vingts.

PARIS
LIBRAIRIE MÉDICALE
HENRI REY
12-14, RUE MONSIEUR-LE-PRINCE, 14-12

1883

A MON PÈRE ET A MA MÈRE

A MON FRÈRE

A LA MÉMOIRE DE MES GRANDS PARENTS

A MES AMIS

A MES MAITRES

A MON PRÉSIDENT DE THÈSE

M. LE PROFESSEUR AL. FOURNIER

Médecin de l'hôpital Saint-Louis,
Membre de l'Académie de médecine,
Chevalier de la Légion d'honneur.

A M. LE PROFESSEUR CH. ROBIN

Membre de l'Institut,
Officier de la Légion d'honneur.

A M. LE DOCTEUR FIEUZAL

Médecin en chef de l'Hospice national des Quinze-Vingts.
Chevalier de la Légion d'honneur.

DU
ROLE DE LA SYPHILIS
DANS
LA CÉCITÉ

INTRODUCTION.

La syphilis affecte l'œil de façons multiples : presque toutes les lésions oculaires peuvent revendiquer la vérole pour cause. C'est ainsi que l'on observe dans cette maladie la kératite, l'iritis, les choroïdites, les névrites et les rétinites, sans compter quelques autres affections plus rares qui viennent créer autant de variétés de la syphilis oculaire.

La plus fréquente de ces inflammations est l'iritis ; une des plus graves est la choroïdite. En effet, la plupart des cas de cécité sont dus à des choroïdites, ou mieux à des irido-choroïdites ou à des choroïdo-rétinites. Car, un des caractères particuliers de la syphilis de l'œil consiste dans la multiplicité des lésions ; très rarement l'affection est unique, presque toujours elle est complexe, c'est-à-dire compliquée de lésions des membranes ou des milieux voisins. C'est là une des marques distinctives de la spécificité de la maladie, et que nous retrouverons presque à chaque pas dans le cours de cette étude.

Un autre caractère consiste dans la marche le plus souvent lente de l'affection. Les troubles de la vision ne se montrent que graduellement, d'une façon peu marquée d'abord, mais augmentent sans cesse pour arriver à la cécité, si un traitement bien approprié ne vient entraver l'évolution de la maladie et remédier aux accidents qui peuvent se produire. En effet, et cet autre caractère pourrait peut-être servir de critérium pour le diagnostic, le traitement spécifique influence heureusement les affections oculaires dues à la diathèse qui nous occupe : souvent même survient une guérison complète, parfois aussi une guérison relative. Mais jamais les lésions vulgaires ne présentent à ce point des chances de curabilité : la vérole seule a ce privilège de pouvoir guérir rapidement et complètement. Aussi, la plupart du temps, les troubles oculaires ne deviennent graves et ne sont le point de départ de cécités irrémédiables que si le traitement n'a pas été institué d'une façon méthodique et opportune. Cependant le traitement est loin de réussir dans tous les cas ; parfois même, malgré tous les efforts tentés, la lésion résiste, s'accroissant sans cesse et déterminant fatalement la perte de la vue.

Les affections oculaires dépendant de la vérole ne présentent pas d'ordinaire des caractères très tranchés : les manifestations diverses, signes, symptômes, et l'anatomie pathologique diffèrent peu de ce qu'ils sont dans les lésions ordinaires de l'œil. Aussi le diagnostic est-il d'autant plus difficile que la ressemblance est plus exacte. Forcément, on vient à confondre les accidents de la vérole avec les accidents du même genre qui surviennent chez des vérolés. La syphilis imprime, il est vrai, à la maladie une manière d'être particulière; mais celle-ci peut être à peine marquée, elle peut même faire complètement défaut : les lésions ressemblent alors à des lésions vulgaires survenues chez des individus en puissance de vérole. Souvent le traitement seul vient révéler la véritable nature du mal, et, en général, il réussit merveilleusement : heureux, pourrait-on dire, ceux qui ne voient plus de par la syphilis !

Mais une des grandes causes d'erreur de diagnostic consiste surtout dans la négation de tout accident spécifique de la part du malade. Nous n'avons pas à rechercher quelles sont les raisons ou les intérêts qui font agir chacun; nous n'avons qu'à constater le fait. Nous avons été témoin d'un cas de ce genre lorsque nous remplissions les fonctions d'externe dans le service de M. le Dr Fournier. Nous ne pouvons résister à l'envie de citer cette observation, inédite du reste, car le mode de contagion est peut-être unique dans son genre. Il s'agit d'une femme L..., gouvernante, entrée le 8 avril 1878, salle Saint-Thomas, lit 36, à l'hôpital Saint-Louis. Cette femme, née en Pologne et veuve depuis douze ans, nie énergiquement avoir eu des rapports avec un homme depuis ce temps. Elle entre dans les salles avec tous les signes d'une syphilis secondaire : cicatrice de chancre infectant, pléiade ganglionnaire, syphilides papulo-érosives du sein gauche, syphilides papuleuses des ailes du nez, du pourtour des lèvres et du menton, croûtes du cuir chevelu, céphalalgie, analgésie, etc. Elle prétend à la genèse spontanée de son chancre à la suite d'un rêve dans lequel son mari lui serait apparu et lui aurait occasionné une grande excitation. De là datait pour elle l'ulcération primitive des parties génitales dont il restait, lors de son examen, la cicatrice caractéristique.

De tels faits montrent avec quelle obstination certains malades cherchent à déguiser la vérité. La crainte ou l'ignorance, soit réelle, soit simulée, viennent enlever à l'enquête, pourtant si utile au diagnostic, la plus grande partie de sa valeur.

Nous essaierons, dans le cours de notre travail, de mettre en relief les quelques caractères qui sont propres à la syphilis oculaire. Nous ne nous dissimulons pas les difficultés que nous devons rencontrer en chemin ; nos juges voudront bien nous tenir compte de notre bon vouloir.

Que M. le professeur Fournier veuille bien agréer ici l'hommage public de notre reconnaissance pour la bienveillance qu'il n'a cessé de nous témoigner pendant tout le cours de nos études.

Nous remercions également M. le Dr Fieuzal des excellents conseils qu'il nous prodigue chaque jour et de l'obligeance avec laquelle il a mis à notre disposition les ressources précieuses que renferme l'hospice national des Quinze-Vingts.

DU CHANCRE INDURÉ.

Les observations de chancre induré de l'œil sont rares ; j'avoue, pour ma part, que je n'en connais qu'une seule et qui m'a été fournie par un de mes camarades d'études. Fort heureusement, la guérison a été complète chez lui, aussi je ne cite ce cas que pour mémoire. Mais il peut parfaitement en être autrement, et l'accident primitif de la syphilis peut provoquer à sa suite des lésions graves qui déterminent la perte de la vue. L'inflammation spécifique primitive peut être suivie d'inflammations plus profondes, de perforations et d'atrophie consécutives ; la cornée peut rester affectée de staphylôme opaque cicatriciel, de leucome, etc.

Observation I (M. D..., étudiant en médecine).
Chancre induré de la cornée.

« A la fin de mai 1877, je fus atteint d'une conjonctivite aiguë simple de l'œil gauche, reconnue par M. Lecorché, qui m'adressa à un spécialiste, le Dr Hubert. Je suivis le traitement ordinaire à ce genre d'inflammation. Le 1er et le 4 juin, même état, même traitement. Le 12 juin, je fus pris d'une photophobie très intense, non seulement de l'œil gauche, mais aussi de l'œil droit ; le Dr Hubert diagnostiqua une kératite aiguë, et m'ordonna un collyre à l'atropine, des compresses tièdes toutes les deux heures, un tampon de ouate sur l'œil, enfin, des purgatifs légers. Le 20 juin, après examen attentif, le Dr Hubert découvrit à la partie inférieure et externe de la cornée une petite ulcération à fond grisâtre. A partir de cette époque, je fus pris de douleurs atroces dans l'œil gauche, avec irradiations autour de l'orbite et même dans le côté droit de la tête : ces douleurs étaient telles que je pris jusqu'à 6 et 8 grammes de chloral sans trouver de soulagement.

La congestion de l'œil augmentant de plus en plus, le Dr Hubert me mit, pendant six jours consécutifs, des ventouses scarifiées sur la tempe, tout en me faisant continuer le traitement précédent. Mais, dès le 24 juin, mis en éveil par la tendance de l'ulcération à s'étendre en largeur et en profondeur, il soupçonna la syphilis. Il me questionna longuement et à plusieurs reprises à ce sujet : mais je niais absolument toute contamination.

Malgré cela, et après consultation avec mon père, docteur en médecine, ces deux messieurs conclurent le 28 juin, à un chancre induré : c'était la conviction intime du Dr Hubert, qui m'ordonna alors une pilule de protoiodure chaque jour et des onctions de pommade belladonée ; en outre, il me fit quelques scarifications qui furent très douloureuses, et des insufflations d'oxyde jaune de mercure et d'oxyde de zinc.

Vers le 1er juillet, l'ulcération atteignait les dimensions d'une pièce de vingt centimes ; elle avait gagné en profondeur, sans toutefois perforer la cornée. A cette époque j'allai consulter M. Ricord, qui rejeta absolument l'idée d'un chancre syphilitique ; M. Fournier, consulté également, conclut, au contraire, à la syphilis ; MM. Abadie et de Wecker, que je vis le 3 juillet, arrivèrent à la même conclusion ; M. Galezowski hésita à se prononcer.

A partir du 5 juillet, l'ulcération cessa de s'accroître : je distinguais les objets comme à travers un voile épais ; mais les douleurs avaient cessé, ou à peu près. Le mieux s'accentua de plus en plus.

Le 20, la cicatrisation était complète, mais la vue toujours obscurcie. La cornée malade était devenue irrégulière ; elle ne recouvra sa sphéricité que plus d'un an après. Je suivis pendant deux mois encore le traitement spécifique ; la vue, quoique toujours très sensible à la lumière, redevint à peu près normale, et au mois de septembre, c'est-à-dire plus de trois mois après l'accident primitif, je passais les vacances à chasser tous les jours sans être autrement incommodé que par le trop grand soleil.

A la fin de septembre, à la suite de quelques excès, j'eus sur le corps une éruption que M. Fournier me déclara être de la roséole ; M. Ricord ne voulut point en reconnaître la spécificité. Au bout de trois semaines de traitement mercuriel, elle avait disparu. Deux mois après, j'eus sur la langue de petites ulcérations que les Drs Ricord et Fournier, d'accord cette fois, reconnurent pour des papules érosives. Elles cédèrent au bout de quelque temps de traitement.

Depuis lors, après trois ans pendant lesquels je me suis traité à plusieurs reprises, je n'ai observé aucun accident nouveau.

Je suis persuadé maintenant qu'il s'agissait bien d'un chancre induré de la cornée. Comment ce chancre est-il survenu ? Ce que je puis affirmer, c'est que je n'ai rien fait de ce que l'on peut faire d'ordinaire pour arriver à un pareil résultat. J'ai tout lieu de supposer que c'est à l'hôpital que je me suis contaminé, en me frottant l'œil avec un doigt malpropre. »

KÉRATITE PARENCHYMATEUSE.

L'inflammation de la cornée revêt, dans la vérole, la forme diffuse, parenchymateuse, interstitielle. C'est principalement chez les sujets atteints de syphilis héréditaire qu'on la rencontre, d'où son nom de kératite hérédo-syphilitique; elle est moins fréquente, au contraire, chez les gens porteurs de syphylis acquise. Cette maladie peut entraîner à sa suite des opacités tout à fait impénétrables pour les rayons lumineux. M. le professeur Fournier, dans sa clinique du 18 mai 1883, a tracé le tableau de cette affection. Nous ne saurions mieux faire que de répéter ici ce qu'en a dit notre honoré maître.

Le travail d'opacification de la cornée comprend trois périodes : une de début, une d'état, et une terminale :

1° La période de début est insidieuse; les troubles de la vision sont légers et consistent, la plupart du temps, en nuages, en brouillards étendus sur la vue. A la loupe on aperçoit un petit pointillé blanchâtre qui recouvre la presque totalité de la cornée, et qui a été comparé à du verre pilé (période du verre pilé).

2° La période d'état consiste en une opacité réelle de la cornée et une injection vasculaire plus ou moins considérable : la cornée présente alors l'aspect du verre dépoli, la couleur de l'eau de savon. Bientôt cette coloraton grisâtre ou blanchâtre venant à se fondre avec celle produite par l'injection des vaisseaux, on a alors une teinte rosée, comparable à celle de la chair du saumon (période saumonnée). Si l'hyperhémie est plus considérable, la cornée devient rouge-cerise; enfin, à un degré encore plus fort, elle simule une véritable hémorrhagie, quoique, en réalité, il n'y ait de l'hémorrhagie que l'aspect.

Les troubles fonctionnels consistent en photophobie,

blépharospasme, épiphora et douleurs; mais tous ces symptômes sont en général légers, surtout les douleurs, ordinairement peu intenses.

L'injection vasculaire ne persiste pas indéfiniment : au bout d'un certain temps elle disparaît. Quant à l'opacité, elle peut aussi s'effacer complètement, et la cornée reprendre sa transparence normale; ou bien, au contraire, elle peut devenir permanente, s'organiser et entraîner la cécité mono ou binoculaire. Ces opacités sont de trois sortes, dénommées d'après le degré d'imperméabilité qu'elles présentent : 1° le leucome, d'aspect blanchâtre, impénétrable aux rayons lumineux; 2° l'albugo, tâche moins saturée, moins opaque; 3° le néphélion, nuage translucide, blanchâtre, grisâtre ou blanc bleuâtre. C'est le néphélion que l'on rencontre le plus habituellement. Du reste, ces kératites d'origine syphilitique ne diffèrent aucunement, comme aspect de celles qui sont dues à toute autre cause.

La kératite hérédo-syphilitique est le plus souvent binoculaire : elle atteint successivement les deux yeux, à des intervalles variés; la distance qui sépare les deux poussées inflammatoires peut être de un à deux ans, mais d'ordinaire elle n'est que de quelques semaines, quinze jours environ. Parfois aussi il se produit rapidement chez le malade une cécité double qui réclame un traitement prompt et énergique.

L'évolution de la kératite parenchymateuse est continue, progressive, mais d'une extrême lenteur, d'une durée souvent considérable, et variable dans ses diverses périodes. La première, celle du début, n'est que de trois à quatre semaines; la période d'état dure en général de deux à trois mois, six mois même; enfin la période de résolution est plus lente encore et se compte par mois, cinq à six le plus habituellement. En additionnant ces divers stades de l'affection on trouve pour la durée totale de la kératite interstitielle huit à dix mois en moyenne, parfois dix-huit mois.

Les complications sont nombreuses; mais la plus fréquente est assurément l'iritis, souvent méconnue d'ailleurs, parce qu'elle passe inaperçue, voilée qu'elle est par l'opacité cornéenne.

Le pronostic de la kératite parenchymateuse est toujours sérieux, quelquefois très grave, puisqu'elle peut entrainer l'abolition de la vue, la cécité complète. Mais il faut se hâter de dire que, dans la plupart des cas, on se rend maître de l'affection par un traitement approprié, même dans les kératites les plus graves et lorsque la cornée est absolument opaque.

Comme étiologie, on trouve nécessairement la syphilis, presque toujours héréditaire ici, et parfois nulle autre cause occasionnelle : la syphilis suffit à elle seule à développer la lésion. C'est surtout chez les sujets jeunes (avant 26 ans) qu'on rencontre cette variéte de kératite; elle a une prédilection très marquée pour l'âge de 8 à 15 ans : c'est donc une maladie des adolescents. On l'observe dans l'âge le plus tendre, mais exceptionnellement, et même in utero.

La kératite interstitielle a été diversement interprétée; quatre opinions se sont produites. Pour les uns, et pour M. le professeur Panas en particulier, la kératite parenchymateuse est le résultat de la cachexie, l'indice d'une misère organique. Mais cette façon de voir est inadmissible, attendu que, si on l'observe chez des sujets débilités et dans les classes pauvres, on la rencontre également dans les classes riches : la cachexie constitue certainement une prédisposition, mais ne peut être une cause essentielle. La deuxième opinion considère l'inflammation cornéenne qui nous occupe comme étant de nature scrofuleuse. A cela il est facile de répondre que la kératite diffuse se montre chez des gens qui ne présentent rien de scrofuleux ni chez leurs ascendants, ni chez leurs collatéraux, ni chez eux-mêmes. La scrofule ne peut être qu'une prédisposition au même titre que la cachexie. La troisième opinion, qui est celle d'Hutchinson, reconnaît exclusivement la syphilis pour cause. Il y a là une part de vérité et une part d'erreur. En effet, la kératite parenchymateuse se rencontre chez les syphilitiques héréditaires en proportion considérable, deux fois sur trois en moyenne, de même que les troubles de l'ouïe et les anomalies de la dentition, trois caractères communs, témoignages évidents d'une cause commune, la vérole. Mais on ne doit nier qu'elle peut apparaître chez des sujets non syphilitiques, et, dans un tiers des cas, malgré tous les efforts, on ne peut retrouver la syphilis. La quatrième opinion, celle défendue par M. le professeur Fournier, et à laquelle nous nous rangeons, regarde cette variété de kératite comme un trouble de nutrition, comme un arrêt ou un retard de développement, analogue à celui que l'on reconnaît aux lésions dentaires de la syphilis héréditaire. Mais ce trouble de nutrition peut résulter de causes diverses, puisque dans un tiers des cas on ne trouve pas de syphilis ; de plus, l'anatomie pathologique ne révèle rien de particulier dans cette affection : c'est toujours un infiltrat par accumulation de corpuscules lymphoïdes dans le parenchyme cornéen et une injection vasculaire, comme dans les autres variétés de l'inflammation de la cornée.

En résumé, la kératite parenchymateuse n'est une lésion ni cachectique, ni scrofuleuse, ni lymphatique, ni syphilitique, mais une lésion vulgaire, banale. Il est vrai que la syphilis se l'approprie plus fréquemment que la scrofule, le lymphatisme ; mais la vérole n'a pas que des caractères propres, n'a-t-elle pas aussi des symptômes qu'elles emprunte à d'autres maladies, comme la fièvre syphilitique, la déglobulisation du sang ?...

Observation II (service de M. le professeur Fournier).

Kératite interstitielle syphilitique; trois enfants morts.

La nommée C... (Adèle), 37 ans, couturière, entre le 26 décembre 1882, à l'hôpital Saint-Louis, dans le service de M. le professeur Fournier, salle Henri IV, n° 7.

Le père de la malade serait mort poitrinaire à 52 ans ; sa mère est morte à 62 ans d'un cancer du sein. Elle a eu sept enfants : le premier est mort en naissant ; le dernier, qui était une fille, est mort à 27 ans d'une affection de poitrine ; les cinq autres sont encore vivants et bien portants. La malade est la cadette. Dans l'enfance, elle a présenté des gourmes, des maux d'yeux qui ont déterminé une perte passagère de la vision. Pas de maux d'oreilles. Elle a été réglée à 13 ans, et depuis d'une façon régulière.

La malade a eu trois enfants avant son mariage : le premier est mort à six mois en nourrice ; le deuxième st mort aussitôt après sa naissance ; le troisième est galement mort en naissant.

La malade s'est mariée il y a deux ans : elle n'a pas eu
nfant depuis et n'a pas fait de fausse couche. En 1868
1869, elle fut traitée par M. Fournier, qui lui fit prendre
s pilules de mercure : elle présentait des ulcérations
ns la gorge et sur les grandes lèvres, et, en outre, des
hes sur les mains. Sous l'influenee du traitement,
ıs les accidents disparurent au bout de trois mois.
puis cette époque la malade n'a jamais rien éprouvé;
n'est qu'il y a six mois qu'a débuté la lésion de l'œil
'elle offre aujourd'hui. La malade a été consulter plu-
urs fois M. Galezowski qui a porté le diagnostic de
ratite interstitielle circonscrite. L'iridectomie fut pra-
uée le 8 novembre 1882.

Actuellement, on aperçoit dans l'épaisseur de la cor-
e droite, à la partie inférieure et interne, une tache
ınchâtre, laiteuse, en forme de croissant, et empiétant
peu sur le champ de la pupille; la conjonctive pré-
ıte une rougeur légère. La vision de l'œil droit est
s diminuée; lorsque la malade ferme l'œil gauche,
e distingue plus difficilement les objets et ne peut
ıs se conduire seule dans la rue. Rien du côté de l'œil
uche : la vision est conservée intacte.

Traitement : iodure de potassium, 2 gr.; 2 pilules de
blimé; collyre à l'atropine.

Observation III (personnelle).

Kératite parenchymateuse, dents d'Hutchinson et troubles de l'ouïe.

Mlle P... (Marthe), 22 ans, couturière, vient consulter
28 mai 1883, à la clinique nationale des Quinze-
ngts.

A l'âge de 10 ans, la malade a présenté un écoule-
ent d'oreilles paraissant et disparaissant à des inter-
lles rapprochés. Cet écoulement n'était accompagné

d'aucune douleur, mais simplement de bourdonnements et de bruits semblables, au dire de la jeune fille, à ceux produits par le choc du marteau sur l'enclume. Depuis lors elle a toujours présenté un peu de surdité du côté gauche.

A l'âge de 14 ans, elle a été affectée d'une kératite diffuse du côté gauche, traitée par le Dr Fano. Ce n'est qu'au bout de longs mois que la guérison est survenue. Au mois de septembre 1881, la malade a été de nouveau consulter M. Fano pour une affection semblable de l'œil droit. Le traitement institué a été le suivant : gouttes d'atropine, lavage au borate de soude, vésicatoires à la tempe, et pilules d'aloès et de rhubarbe avant chaque repas. Une guérison relative s'est opérée au bout de quinze mois.

La malade a été réglée à 15 ans; ses règles, d'abord irrégulières, douloureuses et peu abondantes, se sont régularisées depuis un an environ. Pas de troubles nerveux.

Etat actuel : La malade présente un aspect satisfaisant : elle est douée d'un certain embonpoint, un peu colorée de figure et dit se porter admirablement. Elle montre sur la cornée droite un petit nuage diffus qui lui fait voir les objets comme dans un brouillard. La cornée gauche présente également de petites taches blanchâtres semi-transparentes; à son pourtour, la conjonctive est rouge, injectée.

On remarque, en outre, que la bouche est garnie de dents petites, semblables à celles d'un enfant, rugueuses, déviées de la ligne droite, incrustées d'un tartre noirâtre, et présentant sur leur bord libre des échancrures, plus marquées au niveau des incisives supérieures.

La malade a conservé un peu de surdité du côté gauche. Elle ne présente aucune trace de syphilis acquise, ni sur la peau, ni sur le cuir chevelu, ni au voisinage des articulations et des os. Au moment de l'établissement de ses règles, elle a eu néanmoins de petites taches rosées, arrondies, sur les joues, et un assez grand nombre de petits boutons sur le reste du corps. Elle offre encore des traces de rhagades au niveau des commissures labiales. La malade présente enfin quelques engorgements ganglionnaires des régions cervicale et sous-maxillaire.

Interrogée au point de vue de l'hérédité, elle dit ignorer complètement les maladies qui ont pu affecter ses parents. Elle est fille unique; sa mère a eu quelques maux de gorge et paraît être asthmatique; son père est un peu viveur, d'après elle.

Le traitement conseillé est le suivant :

℞ Iodure potassium.........	10	grammes
Teinture d'iode...........	XX	gouttes
Eau distillée..............	200	grammes

F. S. A. Une cuillerée à soupe à chaque repas. — Compresses chaudes de camomille, fréquemment renouvelées, et trois gouttes chaque jour d'un collyre d'atropine.

Réflexions. Malgré les difficultés que l'on éprouve à obtenir des renseignements au sujet de l'hérédité, il est difficile de ne pas admettre ici la syphilis héréditaire comme cause. La triade formée par la kératite parenchymateuse, les dents dites d'Hutchinson et les troubles de l'ouïe, doit faire conclure à la nature spécifique de la maladie.

Cette observation, quoique n'ayant pas trait directement à la cécité, nous a paru néanmoins intéressante, parce qu'elle montre réunis les trois grands caractères de la syphilis héréditaire tardive.

Observation IV (Dr Fieuzal. Fragments d'ophthalmologie, 1879).

Kératite parenchymateuse double; dents de Hutchinson; adénite sous-maxillaire; surdité et cécité; syphilis transmise par la nourrice.

« L'enfant T..., 13 ans, a eu les deux cornées entièrement opaques avec infiltration dans les lames de la cornée. Traitée pendant trois ans à la Clinique, ses cornées se sont éclaircies au point qu'elle est entièrement méconnaissable; cependant la vision ne revenant pas, j'eus un jour la curiosité de regarder le fond de l'œil à l'ophthalmoscope, et je pus constater de chaque côté une chorio-rétinite, ayant l'aspect des mêmes lésions qu'on observe chez les syphilitiques. J'appris alors de la mère que son enfant avait contracté la syphilis de sa nourrice et qu'après avoir été longtemps en traitement, et avoir eu des maladies très persistantes de la peau et de la gorge, ses yeux étaient devenus faibles sans qu'on remarquât des traces d'inflammation à l'extérieur. La chorio-rétinite s'était produite neuf ans après l'infection syphilitique, et la kératite parenchymateuse n'était survenue que quatre ans plus tard. J'ai tenu à m'assurer, et j'y suis parvenu, qu'il n'y avait pas ici de syphilis héréditaire; la question avait une réelle importance, étant donnée l'opinion de la plupart des oculistes qui considèrent la kératite parenchymateuse comme une forme à peu près constante de syphilis héréditaire. Inutile d'ajouter que l'enfant ne conservait plus d'acuité visuelle, que son champ visuel était lui-même fort restreint, les papilles en grande partie atrophiées et la cécité à peu près complète. »

Observation V (Dr Fieuzal. Fragments d'ophthalmologie). Kératite parenchymateuse double; dents de Hutchinson; ulcère scrofuleux d'une amygdale; perforation du voile du palais et de la voûte palatine; surdité.

« L'enfant M. P..., 3 ans, née d'une mère un peu lymphatique mais bien portante en somme, et d'un père qui n'a jamais eu la syphilis, mais qui a les attributs de la scrofule, est prise, au milieu des apparences de la santé, d'une légère opacité occupant un sixième de la cornée gauche, sans rougeur ni larmoiement. Puis l'œil droit commence à se prendre de la même façon, et les deux yeux, malgré le traitement général anti-scrofuleux et un traitement local bien institué, ne tardent pas à être le siège d'une opacité diffuse qui envahit successivement toute la cornée par secteurs; la cornée devient à un moment comme purulente, et l'enfant reste aveugle pendant un an et demi. Au cours de son ophthalmie, les oreilles s'étaient prises à leur tour, et, la surdité s'établissant, nous avons eu l'idée de regarder la gorge dont l'enfant ne se plaignait nullement, et nous avons trouvé sur l'amygdale gauche une ulcération profonde, à fond sordide, grisâtre, du plus vilain aspect, que nous avons cautérisée avec le crayon de nitrate d'argent. En même temps la dose d'huile de foie de morue a été doublée (elle en prenait déjà trois cuillerées à bouche par jour), et les autres préparations anti-scrofuleuses continuées. L'enfant habitait la campagne; je l'ai perdue de vue après six mois de traitement. Lorsque je l'ai revue, deux ans après, j'ai constaté une perforation du voile du palais et de la voûte palatine dans sa partie postérieure, une surdité à peu près complète, et des opacités diffuses uniquement dans la cornée gauche, qui se voyaient seulement à l'éclairage oblique, et qui n'empêchaient nullement cette enfant, exceptionnellement intelligente, de voir à lire et à écrire. »

Malgré la négation d'antécédents spécifiques, nous regardons les accidents survenus chez l'enfant M. P..., de l'observation précédente, comme étant de nature syphilitique. Les lésions nombreuses et presque caractéristiques qu'elle présentait, kératite diffuse, dents de Hutchinson, surdité, ulcère de l'amygdale et surtout perforation palatine, permettent d'établir le diagnostic malgré l'absence des antécédents : leur association constitue un signe très important. Nous nous trouvons ici en présence d'un exemple des nombreux cas de syphilis ignorée. Il est regrettable que le traitement anti-syphilitique n'ait pas été institué, et dès le début : on aurait certainement vu les accidents s'amender rapidement, et peut-être la perforation du voile du palais ne se serait-elle pas produite. Le traitement anti-scrofuleux a peu de prise sur les affections dont il est ici question, même dans le cas de scrofule bien démontrée ; aussi, dans le doute, doit-on recourir au mercure et à l'iodure de potassium, et souvent les résultats sont surprenants. M. le professeur Fournier a insisté tout particulièrement cette année, dans ses leçons cliniques à l'hôpital Saint-Louis, sur la fréquence relative de ces accidents de la vérole, sur leur curabilité par le traitement spécifique, et sur le peu d'avantages que l'on retire de l'emploi de l'huile de foie de morue et des autres anti-scrofuleux.

IRITIS SYPHILITIQUE.

L'iritis syphilitique est une affection de la période secondaire. Elle peut être précoce ou tardive, c'est-à-dire suivre de très près le chancre ou ne se montrer que plusieurs mois après l'apparition de celui-ci.

La syphilis à elle seule peut donner naissance à l'iritis, mais cependant la manifestation de la diathèse est plus spécialement attirée sur la membrane irienne par certaines causes adjuvantes. Parmi elles, il faut citer les veilles habituelles, les lectures prolongées, surtout le soir, à la lumière d'une lampe et spécialement d'une bougie qui, par son tremblottement particulier, influence l'œil d'une façon plus fâcheuse. Une attention soutenue et quotidienne, le travail au microscope, à la loupe, sont également des causes prédisposantes. Enfin citons le froid, les poussières, les coups sur le globe oculaire.

L'iritis syphilitique peut envahir les deux yeux, ou bien un seul, mais le premier cas est le plus fréquent; le plus souvent les deux yeux sont pris l'un après l'autre. Les symptômes sont les mêmes que dans l'iritis non spécifique : douleur gravative partant de l'œil et s'irradiant autour de l'orbite, sensation de gravier, injection périkératique, pupille contractée, paresseuse et déformée, altération de couleur et de poli, photophobie et photopsie. Mais ce que l'on trouve en plus, c'est que les douleurs de l'iritis spécifique s'aggravent la nuit, de même que la plupart des douleurs syphilitiques. En outre, les accidents sont plus lents à se produire que dans l'iritis ordinaire, et le traitement exerce une heureuse influence sur la marche de la maladie. En effet, le traitement antisyphilitique entrave l'évolution de la manifestation oculaire et empêche son extension; de plus, il peut amener la guérison presque complète de la lésion, et fort heureusement le malade en est le plus souvent quitte pour une légère déformation pupillaire et quelques troubles passagers de la vue. Mais, dans d'autres cas, la maladie affecte une forme grave qui peut aller jusqu'à compromettre la vision et même entraîner la cécité absolue.

La gravité de la lésion est en effet en rapport avec l'âge et surtout avec la nature de la syphilis. Une vérole bénigne entraînera ordinairement à sa suite des iritis bénignes ; une vérole, au contraire féconde en accidents multiples et plus élevés dans l'échelle de ses manifestations, déterminera des iritis redoutables et souvent au-dessus des ressources de l'art.

Outre l'injection des vaisseaux iriens et les petits épanchements sanguins que l'on rencontre parfois sur leur trajet, on peut observer, dans l'iritis spécifique, de petites tumeurs condylomateuses, de couleur rouge cuivrée; quelquefois même ce sont de véritables pustules, présentant une gravité d'autant plus grande qu'elles sont plus considérables. Petites, elles finissent par s'ouvrir en produisant un hypopion, et se résorbent plus ou moins complètement; larges et volumineuses, elles peuvent détruire en partie l'iris, ou bien obstruer le champ visuel en comblant petit à petit la chambre antérieure de l'œil par leurs végétations.

Le diagnostic différentiel entre l'iritis de nature syphylitique et l'iritis vulgaire présente beaucoup de difficultés. On a invoqué le cercle cuivré du bord pupillaire, la forme ovoïde et oblique de haut en bas et de dedans en dehors; mais les meilleurs signes consistent dans la lenteur plus grande de l'évolution, l'intensité moindre des douleurs, et dans les troubles moins marqués de la vue dans la vérole. A un âge plus avancé, les papules cuivrées et les végétations vasculaires permettront d'éclairer le diagnostic.

Cependant il ne faut pas chercher à diagnostiquer la nature de l'iritis d'après la forme qu'elle affecte. Les condylomes s'observent, il est vrai, plus souvent dans l'iritis syphilitique, mais on les observe aussi dans l'iritis plastique ou parenchymateuse, et on s'exposerait souvent à se tromper si, de la présence des infiltrations jaunâtres, faisant de petites saillies plus ou moins nombreuses sur le bord de la pupille ou sur tout autre point de la surface de l'iris, on voulait conclure à la nature syphilitique de l'affection (Fieuzal, Fragments d'ophthalmologie).

L'iritis syphilitique est plus fréquent chez l'homme, chez l'alcoolique ou le cachectique, chez l'individu épuisé par les privations ou par les excès; elle coïncide souvent, dans ce cas, avec l'ecthyma, manifestation d'une syphilis grave. Néanmoins elle peut se montrer chez les nouveau-nés. M. le professeur Panas, dans ses leçons sur l'iritis, rapporte deux cas d'iritis spécifique observés par Dixon, l'un sur un enfant de 4 mois, l'autre sur une fille de 3 mois.

Observation VI (Panas. Leçons sur les maladies inflammatoires des membranes internes de l'œil, p. 54).

« Chez le premier enfant, l'affection oculaire avait été précédée de manifestations cutanées survenues dans les premiers mois après la naissance. L'iritis, qui avait atteint l'œil droit d'abord, puis l'œil gauche, avait ceci de particulier, que la chambre antérieure était remplie d'une masse fibrineuse de teinte jaune-paille. La mère de l'enfant avait été manifestement syphilitique. Un traitement mercuriel interne parvint à guérir l'iritis. »

Observation VII (Panas. Leçons sur les maladies inflammatoires des membranes internes de l'œil, p. 55).

« Le second enfant avait eu aussi, vers la septième semaine après la naissance, une éruption sur presque tout le corps. Quinze jours après, la mère s'aperçut de la maladie des yeux de son enfant qui, examiné par Dixon, présentait les signes non équivoques d'une double iritis. plus prononcée à gauche. L'iris de cet œil était parsemé, dans toute sa moitié inférieure, de petites masses grisâtres, semblables à des grains de sable. L'enfant avait des aphthes dans la bouche et une éruption papuleuse à la face. Les membres inférieurs jusqu'aux genoux et la partie inférieure du ventre étaient couverts de taches cuivrées avec desquamation de l'épiderme. L'enfant, soumis au traitement mercuriel par la bouche, guérit des manifestations cutanées et de l'iritis, en conservant seulement un léger trouble dans le cristallin du côté gauche. Les parents, interrogés, nièrent toute espèce d'antécédent syphilitique. »

Observation VIII (clinique des Quinze-Vingts).
Iritis spécifique.

Madame C... (Fidéline), agée de 35 ans, portière, vient consulter, à la clininique des Quinze-Vingts, n° 9,368. Elle a présenté, il y a quelque temps, des signes non douteux de syphilis acquise. Elle est atteinte, depuis deux mois d'iritis spécifique avec photophobie intense, douleurs sus-orbitaires vives et injection péri-kératique très marquée. L'humeur aqueuse est louche, et l'instillation de trois gouttes d'atropine ne produit aucune dilatation de la pupille. Le traitement par la peptone mercurique, en injections hypodermiques, n'a donné aucun résultat. Le 15 juin, l'iris est en pleine suppuration, et l'on constate la présence d'un hypopion abondant. Traitement : onctions d'onguent napolitain.

Observation IX (clinique des Quinze-Vingts).
Iritis spécifique double.

Madame M... (Maria), sans profession, âgée de 30 ans, se présente, le 11 juin 1883, à la clinique des Quinze-Vingts. Elle souffre depuis plusieurs semaines de l'œil gauche, et, depuis quelques jours seulement, l'œil droit est envahi. Elle offre actuellement tous les symptômes de l'iritis spécifique double, avec synéchies à gauche. Interrogée sur ses antécédents, elle donne les détails les plus précis sur la nature de son affection. L'accident primitif remontait au mois de janvier : elle avait eu successivement, dans les mois de février et mars, une roséole spécifique et de nombreuses plaques muqueuses développées au fond de la gorge et sur la langue. Enfin, elle présentait également des croûtes dans les cheveux.

Examinée de nouveau le 7 juillet, on reconnaît, dans l'œil gauche, l'existence d'un condylome de l'iris.

Traitement : atropine, trois gouttes par jour ; compresses chaudes de camomille ; chlorate de potasse ; onctions d'onguent mercuriel simple.

SCLÉROTITE.

L'inflammation de la sclérotique (sclérotite, sclérite, episclérite, chroïdite partielle, ophthalmie sous-conjonctivale) peut être sous la dépendance de la syphilis. Très rarement isolée, elle coïncide le plus souvent avec la chroïdite.

La sclérotite débute d'ordinaire brusquement par le développement, sous la conjonctive bulbaire, d'une tache rouge sombre, parfois violacée, peu élevée, circonscrite, et présentant un nombre considérable de vaisseaux engorgés et sinueux. La conjonctive est légèrement soulevée. Le centre de la petite bosselure peut se déprimer et prendre une coloration jaunâtre qui la fait ressembler à une véritable pustule conjonctivale, d'autant plus que la conjonctive présente parfois à ce niveau une hyperhémie et un gonflement de ses vaisseaux.

Au bout d'un temps variable, la périphérie change d'aspect : sa coloration sombre passe peu à peu au violet ; en même temps, la petite tumeur s'affaisse et n'est bientôt plus indiquée que par une coloration grisâtre et un léger soulèvement de la conjonctive à son niveau.

D'ordinaire, la sclérite ne se borne pas à l'évolution d'une papule unique; presque toujours celle-ci est suivie de plusieurs autres, et parfois l'inflammation fait le tour de la cornée, en procédant par petits foyers successifs.

La cornée participe souvent à l'inflammation de la sclérotique; il en résulte des opacités, des taies qui peuvent persister. L'iris est atteint également par l'inflammation : le bord pupillaire se déforme, des synéchies s'établissent, des exsudats se produisent, et l'occlusion pupillaire peut en être le résultat. La tension intra-oculaire diminue, le globe oculaire se déforme : il peut présenter des bosselures isolées, en nombre plus ou moins considérable, ou une déformation générale.

Tant que l'inflammation est limitée à la sclérotique, les symptômes sont peu appréciables; c'est à peine si l'on observe une sensation de pression ou de lourdeur dans le globe oculaire, du larmoiement, et une photophobie peu marquée. Mais lorsque la cornée ou l'iris participent au processus inflammatoire, des symptômes nouveaux viennent s'ajouter aux premiers. Les douleurs oculaires et circum-orbitaires apparaissent, la photophobie augmente, des troubles généraux surviennent.

La marche de la sclérite est extrêmement lente; elle procède par poussées successives et atteint peu à peu les parties primitivement saines. L'affection se montre tout d'abord sur l'un des yeux, où elle peut rester localisée; parfois elle atteint l'autre après un intervalle de temps variable.

Le pronostic de la sclérite simple est d'ordinaire favorable ; il ne devient fâcheux qu'autant qu'une kératite, une iritis, ou une choroïdite viennent l'aggraver, ce qui, du reste, est le cas le plus ordinaire. Des douleurs circum-orbitaires vives, la diminution de la tension intra-oculaire, la sensibilité à la pression, une photophobie intense sont l'indice d'une affection grave : la phthisie de l'œil en est souvent la conséquence irrémédiable.

Il nous a été donné d'examiner, au laboratoire des Quinze-Vingts, des préparations d'ectasie scléroticale faites par nous. L'œil, après un séjour d'un mois environ dans le liquide de Müller, avait été durci dans la gomme et l'alcool, et les coupes, colorées au picro-carminate, avaient été montées dans la glycérine. La sclérotique était considérablement amincie et formait à l'extérieur une tumeur arrondie, bleuâtre. L'examen histologique, montrait, outre cet amincissement de la membrane, une dissémination du pigment choroïdien au milieu du tissu fibrillaire de la sclérotique. Parfois les granulations pigmentaires formaient des amas considérables, occupant presque toute l'épaisseur de la membrane. La chroroïde participait à l'atrophie de la sclérotique; en certains endroits elle présentait une décoloration manifeste, très marquée sur plusieurs points. Les vaisseaux nous ont paru moins nombreux et moins considérables qu'à l'état normal.

Les gommes de la sclérotique sont rares; le plus souvent, les tumeurs gommeuses de l'œil appartiennent à la conjonctive. Cependant M. le Dr Fieuzal a observé, dans ces derniers temps, à la Clinique des Quinze-Vingts, une gomme de la sclérotique, dont il a bien voulu me permettre de publier l'observation.

Dans le cas présent, le traitement spécifique a amené la résolution de la tumeur; à un âge plus avancé, peut-être n'aurait-il pas eu la même influence, et la vue du malade aurait-elle pu être compromise, sinon perdue. Méconnue, quant à sa nature, ou attaquée à une période trop lointaine de son début, la tumeur aurait continué son évolution, se serait ouverte et aurait amené à la suite des désordres irrémédiables.

Observation X (due à l'obligeance de M. Saint-Martin, interne de l'hospice des Quinze-Vingts).

Gomme de la sclérotique.

J... P..., nº 15861, se présente à la Clinique le 5 avril 1883 pour une affection oculaire, dont le début remonte au 12 mars. A cette époque, sans ressentir la moindre douleur, une légère rougeur, de quelques millimètres seulement d'étendue, survint dans la région d'insertion du droit externe de l'œil gauche. Cette rougeur, attribuée à un courant d'air, persista; mais comme le malade n'éprouvait aucune douleur et qu'aucune gêne n'était survenue dans les fonctions de l'œil, il ne s'inquiéta pas de cette persistance. Le 25 mars, après quelques douleurs vagues ressenties dans la nuit du 24 au 25, une saillie de la grosseur d'une lentille apparut dans la région où s'était localisée la rougeur, soulevant l'insertion du droit externe et dépassant même un peu son bord supérieur; la rougeur s'était accrue, était devenue violacée, couleur lie de vin. Depuis cette époque, la saillie a augmenté chaque jour de volume, les douleurs sont devenues vives, persistantes, très vives même lorsque le malade portait l'œil en dehors ou en dedans.

5 avril. Au niveau de l'insertion du droit externe et sous le droit externe, dépassant le bord supérieur et le

bord inférieur de ce muscle, on constate une tumeur du volume d'une noisette, absolument lisse sur toute sa surface. La conjonctive qui la recouvre est luisante, violacée, et cette couleur ne s'étend qu'à quelques millimètres au delà des limites de la saillie. La sclérotique est saine sur les autres parties du globe; la cornée est intacte; l'iris réagit sous l'influence de la lumière : pas de photophobie; l'acuité visuelle est normale, l'examen ophthalmoscopique négatif. Les douleurs spontanées sont assez violentes pour provoquer l'insomnie, et si nous faisons forcer le regard en dehors ou en dedans, elles s'exagèrent.

Antécédents pathologiques : Attaque de rhumatisme aigu en 1839 : le malade a gardé le lit pendant trois mois.

Il y a quatre ans, chancre infectant pour lequel le malade n'a presque pas suivi de traitement. Accidents secondaires deux mois après : plaques muqueuses sur les amygdales, roséole syphilitique. Pendant un mois et demi environ, le malade a pris du sirop de Gibert; puis, les accidents secondaires, terminés, tout traitement a été cessé. Depuis cette époque, trois ans se sont écoulés sans manifestations syphilitiques. Mais quatre mois avant le début de l'affection oculaire, le malade a perdu presque tous ses cheveux dans l'espace d'un mois. Des douleurs de tête violentes, des fourmillements dans les extrémités des membres, des douleurs ostéocopes, ne laissent aucun doute sur la marche lente, mais continue de la syphilis.

Le diagnostic porté par M. le Dr Fieuzal fut celui de gomme de la sclérotique, et immédiatement un traitement local et général fut institué.

Traitement local : instillations de deux gouttes par jour de sulfate d'atropine, fumigations.

Traitement général : sirop de Gibert, deux cuillerées à bouche par jour.

9 avril. Aucune amélioration sensible ne peut être

constatée : les douleurs sont peut-être un peu moins fortes; l'œil présente toujours le même aspect.

Le 15. Depuis deux jours, la malade n'a pas ressenti de douleurs; la tumeur reste stationnaire : continuation du traitement.

Le 19. Les douleurs sont revenues plus vives que jamais; rougeur très intense de toute la moitié interne du globe : l'examen ophthalmoscopique ne montre rien d'anormal. Continuation du sirop de Gibert, compresses chaudes de pavot, sur l'œil, frictions d'onguent napolitain belladoné sur la région sus-orbitaire.

Le 22 avril. Depuis la veille, le malade ne ressent plus aucune douleur; les mouvements d'excursion du globe sont cependant encore un peu douloureux; la conjonctive, de beaucoup moins rouge, semble moins tendue. Même traitement.

1er mai. Etat satisfaisant; aucune douleur n'a été éprouvée depuis le 22 avril; le volume de la tumeur a diminué d'un tiers environ; les vaisseaux de la sclérotique et de la conjonctive sont moins rouges, moins tortueux.

Le 10. La guérison s'accentue; la tumeur n'est plus que de la dimension d'une lentille; la couleur violacée des premiers jours a fait place à une couleur cuivrée très accentuée; l'acuité visuelle est toujours normale; l'examen ophthalmoscopique négatif. Aucune douleur n'est ressentie dans les limites extrêmes d'excursion du globe.

Depuis ce jour, la tumeur diminue progressivement de volume, et le 1er juin elle avait complètement disparu, laissant seulement comme traces un certain degré d'épaississement de la sclérotique et une coloration cuivrée de toute la région, persistant encore le 1er juillet.

20 juin, l'atropine a été suspendue; le sirop de Gibert, fatigant le malade, a été également supprimé pendant dix jours et remplacé, après ce laps de temps, par une solution iodurée.

1er juillet. Œil gauche : V = 1. Champ visuel normal dans toute son étendue.

CRISTALLIN ET CORPS VITRÉ.

Les cataractes peuvent venir compliquer les diverses affections du fond de l'œil. Sous l'influence de l'altération de la choroïde, de la rétine ou des humeurs de l'œil, la nutrition du cristallin se trouve entravée. Telle est, par exemple, la cataracte corticale particulière qui se rencontre, le plus souvent, à la face postérieure du cristallin, lors de la dégénéréscence scléreuse concentrique de la rétine (rétinite pigmentaire), et qui survient à une époque avancée de la maladie, alors que le corps vitré présente déjà lui-même des opacités, et que les vaisseaux de la rétine et de la choroïde sont déjà considérablement altérés. Les mêmes résultats se produisent lors du décollement de la rétine, de glaucome absolu, d'irido-choroïdite, de cyclite, de scléro-choroïdite et même de synéchies postérieures, etc. (Sichel fils).

Les cataractes peuvent donc compliquer les lésions oculaires de la syphilis ; peut-être même peuvent-elles se produire d'emblée dans la [syphilis héréditaire ? (F. Terrier.)

Les affections de la choroïde et de la rétine s'accompagnent parfois d'opacités du corps vitré. L'hyalitis est, la plupart du temps, en rapport avec des états inflammatoires des organes vasculaires qui enveloppent l'humeur vitrée. Mais, comme pour les cataractes, ce n'est là qu'une complication d'affections beaucoup plus importantes. Aussi n'insisterons-nous pas sur ces troubles particuliers de la vision ; du reste, il en sera parlé à propos de chacune des affections des membranes de l'œil qu'elles peuvent compliquer.

CHOROIDITE.

L'inflammation de la choroïde survient assez fréquemment dans le cours de la syphilis acquise ; d'après Hutchinson, elle peut également se manifester sous l'influence de la syphilis héréditaire.

Il est une variété de choroïdite propre à la vérole, reconnaissant celle-ci pour cause dans les deux tiers des cas : c'est la forme disséminée, désignée aussi sous les noms de choroïdite plastique exsudatrice (de Wecker), de choroïdite atrophique (Galezowski).

Le choroïdite syphilitique est un accident secondaire précoce; plus rarement elle se montre à la fin de la période secondaire, exceptionnellement dans la période tertiaire. C'est une des manifestations graves de la syphilis ; aussi la rencontre-t-on, en général, chez des sujets affaiblis, cachectiques ou scrofuleux.

La choroïdite est rarement primitive ; elle succède le plus souvent à l'iritis, surtout à l'iritis plastique. Les yeux se prennent ordinairement l'un après l'autre, à des intervalles variés; si les deux yeux sont atteints, ils le sont en général à des degrés différents. La maladie procède par poussées successives ; sa marche est lente, traversée par des temps d'arrêt suivis de rechutes de plus en plus graves ; sa durée est de plusieurs mois, de plusieurs années même.

Le pronostic est sérieux ; il dépend néanmoins du siège de l'inflammation : la choroïdite localisée à la région de la macula est infiniment plus dangereuse que celle qui occupe les régions équatoriales de l'œil. Le traitement a une influence considérable sur la marche de la maladie, et le pronostic devient d'autant plus favorable que le traitement spécifique a été institué plus près du début de l'affection, qu'il a été suivi plus exactement et que le terrain sur lequel la lésion s'est développée est moins misérable.

M. le professeur Panas, dans ses leçons sur les maladies inflammatoires des membranes internes de l'œil, divise, au point de vue anatomique, les diverses formes de choroïde disséminée en quatre classes :

1° *Choroïdite alvéolaire* (Förster). La choroïde est seule affectée au début ; on y trouve de petites productions néoplasiques formées de cellules dépourvues de pigment. Plus tard, ces petites tumeurs sont constituées par un tissu conjonctif rétractile, adhérant d'une part à la rétine et de l'autre à la sclérotique. Elles se montrent sous l'aspect de plaques blanches, entourées d'un anneau foncé dû au refoulement, vers la périphérie, du pigment de l'épithélium choroïdien. Cette variété s'accompagne souvent de phénomènes inflammatoires ;

2° *Excroissances verruqueuses* (Ivanoff). — Elles sont formées par de petites élevures, développées aux dépens de la membrane élastique de la choroïde, d'un blanc jaunâtre et entourées de pigment ;

3° *Proliférations des cellules noires de l'épithélium.* — L'épithélium pigmentaire devient le siège d'une véritable multiplication cellulaire ; les cellules nouvelles sont dépourvues de pigment ; celui-ci est refoulé vers la périphérie. Il en résulte encore un aspect blanchâtre de la lésion, avec encadrement pigmenté noir ;

4° Enfin les *extrémités des fibres de Muller* (Pope) — peuvent s'allonger, se recourber, et transporter le pigment choroïdien dans les couches externes de la rétine.

Dans toutes ces formes, la rétine participe à l'inflammation de la choroïde. Elles ont toutes pour caractères communs : des plaques blanchâtres bordées de noir, de nombre et de dimensions variables, disséminées sur une large surface ; une marche lente et insidieuse, et une altération visuelle relativement peu marquée.

Au début, ces taches sont peu visibles, de couleur rouge sombre ; elles ne tardent pas à pâlir : le centre devient alors grisâtre ou blanchâtre, tandis que le pigment, refoulé à la périphérie, forme une bordure noire très nette. Parfois le centre de la tache présente une vascularisation anormale. Dans certains cas, on observe des plaques entièrement noires, ou à peu près : c'est là un mode de début, car ces plaques pâlissent au bout d'un certain temps pour prendre une coloration gris blanchâtre, marbrée de noir.

Ces plaques peuvent devenir très abondantes vers le pôle postérieur de l'œil ; les plus grandes sont alors les plus centrales, elles sont en même temps les moins colorées ; elles entourent la macula et la papille autour desquelles elles forment une zone irrégulière, constituée par des taches blanchâtres nettement circonscrites par le pigment. Il n'est pas rare de les voir affecter une configuration circinée assez semblable à celle que présentent si souvent les éruptions cutanées de la syphilis.

La choroïdite syphilitique reste rarement localisée à la choroïde ; elle a de la tendance à s'étendre, principalement du côté de la rétine ; presque toujours les couches externes de celle-ci participent à l'inflammation. Le corps vitré présente des opacités floconneuses ou un semis de points fins qui altèrent la netteté de l'image. On observe parfois sur la cristalloïde antérieure un dépôt de pigment uvéal disposé en couronne ; c'est là un indice irrécusable qu'un certain degré d'iritis est venu s'adjoindre à la choroïdite, et cette combinaison morbide paraît être le résultat presque assuré d'une intoxication syphilitique Panas).

Symptômes. — Les symptômes fonctionnels consistent principalement en un voile qui s'étend sur la vue, en mouches volantes. Les malades peuvent encore se conduire : mais la lecture des caractères ordinaires est devenue impossible. Il est fréquent d'observer une amblyopie intermittente, survenant brusquement et se dissipant de même, après une durée d'une à deux semaines pour reparaître de nouveau (Panas).

Le rétrécissement du champ visuel est rare ; l'héméralopie, également rare, ne se montre qu'à une période avancée de la maladie. La photopsie, au contraire, est un symptôme de début; mais elle peut se manifester de nouveau à chaque poussée inflammatoire. Les douleurs manquent le plus souvent : elles consistent surtout, quand elles existent, en une sensation de tension et de pression sur le fond du globe oculaire.

Lorsque les plaques choroïdiennes siègent au niveau de la macula, les objets paraissent parfois déformés (métamorphopsie), ou plus petits (micropsie) : la vision centrale baisse très vite pour finir par disparaître complètement (Jamain et Terrier). Enfin, dans quelques cas, les malades ont remarqué un aspect chatoyant des lettres, phénomène dû à des altérations rétiniennes peu étendues et multiples (Donders).

Diagnostic. — Le diagnostic est généralement facile : la présence simultanée sur le fond de l'œil des plaques exsudatives, des plaques atrophiques et de l'infiltration pigmentaire, la localisation dans l'hémisphère postérieur, vers la papille et la macula, la perte de la vision centrale, la coexistence d'une rétinite et surtout d'une iritis ; enfin les antécédents de syphilis et ses manifestations cutanées ou autres viendront attester la spécificité de l'affection.

La rétinite pigmentaire pourrait être confondue avec la choroïdite disséminée : elle s'en distingue par son origine, souvent congénitale et héréditaire, par l'absence des plaques atrophiques, la conservation de la vision centrale avec rétrécissement concentrique du champ visuel ; enfin par l'héméralopie, qui est un signe à peu près constant (Panas).

La rétinite albuminurique et la rétinite apoplectique ne présentent ni anneaux, ni plaques pigmentaires.

La rétinite syphilitique et la choroïdite spécifique, assez faciles à distinguer au début, se confondent dans la suite, à cause de la participation fréquente des deux membranes au même processus morbide. Cependant, dans la rétinite, la papille optique se montre nuageuse et effacée, d'une façon beaucoup plus précoce que dansla choroïdite, et les troubles visuels sont plus prompts à se manifester et plus profonds (Panas).

Le traitement exerce une influence salutaire sur la marche de la maladie : malgré des lésions en apparence très étendues, la guérison est encore possible. M. Panas, dans ses Leçons sur les maladies inflammatoires des membranes internes de l'œil, cite le fait « d'une jeune ouvrière atteinte de choroïdite syphilitique depuis dix-huit mois, et qui, sous l'influence d'un traitement spécifique mixte, finit par guérir. A l'ophthalmoscope, on voyait presque toute la choroïde parsemée de taches alternativement grises et noires ; la rétine était pauvre en vaisseaux, la papille blanche ; et néanmoins, la malade a pu reprendre son travail de couture et le continuer ».

Observation XI (Registre statistique des Quinze-Vingts).

Irido-choroïdite; décollement de la rétine; tumeur cérébrale de nature syphilitique.

Le nommé G... (Denis-Alexandre), né le 25 mars 1809, est admis à l'hospice des Quinze-Vingts, le 20 octobre

1874. Cet aveugle, qui a eu autrefois la syphilis dûment constatée, présente à son entrée une irido-choroïdite double avec synéchies antérieures et décollement de la rétine de l'œil droit. Il avait eu trois attaques successives d'hémorrhagie cérébrale ; les deux premières avaient été guéries par l'iodure de potassium à haute dose. La troisième, survenue en février 1879, fut fatale au malade, qui mourut des suites de l'hémorrhagie le 15 mars.

L'autopsie révéla une tumeur cérébrale de nature syphilitique.

Observation XII (Dr Duboys de Lavigerie, chef de clinique aux Quinze-Vingts).

Iritis; kératite parenchymateuse ancienne; choroïdite disséminée atrophie papillaire.

Mlle C... (Augustine), n° 13583, se présente à la Clinique nationale des Quinze-Vingts, le 2 décembre 1882, se plaignant de l'affaiblissement progressif de sa vue. De l'œil droit, en effet, elle compte les doigts à 0m,75 ; de l'œil gauche, elle compte les doigts à 1m,50. — 9 D = c. l. d. à 4 mètres.

A l'éclairage oblique, on trouve les cornées presque complètement grisâtres et une synéchie postérieure totale de l'iris. En un mot, la malade présente tous les symptômes d'une ancienne kératite parenchymateuse avec iritis.

La maladie a débuté à l'âge de 9 ans ; la malade n'a jamais été réglée qu'imparfaitement et toujours irrégulièrement. Elle ne présente rien de particulier du côté des dents. Sa mère avoue avoir contracté la syphilis pendant sa grossesse. La malade est soumise immédiatement à un traitement général tonique reconstituant, avec applications sur la cornée d'une pommade excitante au bioxyde d'hydrargyre.

Au bout de quelques jours, M. le Dr Fieuzal propose

une intervention chirurgicale, et pratique, le 16 décembre 1882, une double iridectomie en haut, rendue très difficile, surtout à droite, à cause des adhérences iriennes. Au bout de quelques jours, la malade est complètement rétablie, et on peut, à l'aide de l'ophthalmoscope, examiner le fond de l'œil par la brèche irienne. Il présente une choroïdite disséminée, avec nombreuses plaques d'atrophie choroïdienne et atrophie papillaire consécutive déjà très avancée. Nul doute que ces lésions profondes ne se soient développées sous l'influence de la diathèse spécifique que la malade a contractée en naissant.

Elle est soumise alors à un traitement par le sirop de Gibert, et, au bout de quelques semaines, la malade, qui n'y voyait plus, peut se conduire. Depuis, nous l'avons revue, et son état semble rester stationnaire,

---

RÉTINITE SYPHILITIQUE.

La rétinite syphilitique est une affection de la période secondaire ; ce n'est que rarement qu'on l'observe dans la période tertiaire. Elle succède ordinairement à une iritis soit aiguë, soit au contraire légère. Aussi, son début est-il souvent latent, masqué par l'iritis concomitante. Son siège de prédilection est le pôle postérieur de l'œil.

Les troubles de la vue sont souvent peu marqués : les objets apparaissent comme voilés, la photophobie est peu intense, la photopsie peut exister, mais manque parfois, la perception des couleurs peut être altérée ; il peut existier aussi des mouches volantes qui contribuent à la diminution du champ visuel. Enfin, les douleurs oculaires consistent surtout en une sensation de pesanteur et de tension ; elles sont rarement vives, de même que les douleurs péri-orbitaires qui les accompagnent fréquemment. La rénitence de l'œil peut être normale, augmentée ou diminuée.

A l'ophthalmoscope, on reconnaît, au début, que le fond de l'œil est recouvert d'un nuage, plus épais au niveau de la macula et de la papille dont il masque le contour et les vaisseaux. A ce niveau, on découvre un nombre considérable de petites opacités grisâtres, siégeant dans le corps vitré, et pouvant augmenter ou diminuer en quelques heures. Suivant de Wecker, ce pointillé est constant dans la rétinite spécifique ; il peut disparaître complètement lorsque le nuage qui recouvre la rétine tend à s'effacer également.

Il existe une variété de rétinite syphilitique dans laquelle l'opacité siège surtout au niveau de la macula et ne touche qu'en partie la papille ; elle présente des alternatives d'amélioration et d'exacerbation fréquentes : c'est la rétinite centrale à récidives de de Graefe.

Dans la suite, l'œil peut présenter un ramollissement progressif ; l'humeur vitrée se fluidifie, et il se forme un certain nombre de flocons brunâtres très ténus. La rétine se recouvre de fins dépôts de pigment, et la choroïde, qui participe à l'inflammation spécifique de la rétine, montre par places des plaques décolorées. La papille elle-même peut se décolorer, en même temps qu'elle s'atrophie. Les vaisseaux, qui étaient légèrement gonflés et tortueux, tout d'abord, peuvent diminuer de calibre pour devenir filiformes.

Diagnostic. — Le début de la rétinite syphilitique est obscur ; l'affection marche avec lenteur, les douleurs sont peu vives ou presque nulles. La rétinite n'atteint, dans la plupart des cas, qu'un seul œil, rarement les deux. La présence d'une iritis concomitante est d'un grand secours pour le diagnostic ; en effet, ce n'est que par exception que la rétinite est isolée : la règle est de voir l'iris et la choroïde participer à l'inflammation. De plus, la présence de quelques autres signes de syphilis ou les antécédents avoués du malade, viennent ajouter une preuve nouvelle de la spécificité de la maladie.

Sur 32 cas de rétinite syphilitique observés par M. le docteur Fieuzal, 23 étaient accompagnés de choroïdite, 9 d'iritis ; 9 également présentaient une rétinite circonscrite autour de la papille.

A la suite de ces rétinites, surtout de la rétinite centrale, l'acuité visuelle reste très amoindrie ; les récidives sont fréquentes, et l'affection persiste souvent en dépit du traitement le plus énergique.

La rétinite syphilitique n'est pas un accident très fréquent de la vérole ; elle ne se manifeste que lorsque une excitation locale quelconque vient en provoquer le développement : c'est ainsi qu'agissent un coup, un refroidissement, une lumière vive, une fatigue excessive des yeux.

RÉTINITE PIGMENTAIRE

La rétinite pigmentaire tient une place relativement importante parmi les affections oculaires de la syphilis. Galezowski, sur 120 cas de choroïdites syphilitiques, a rencontré 30 fois environ la rétinite pigmentaire.

La rétinite pigmentaire affecte d'ordinaire les deux yeux à la fois, exceptionnellement un seul, et encore la chose n'est-elle pas bien prouvée.

Les caractères propres à la rétinite pigmentaire simple, sans complication d'iritis ou de choroïdite, consistent dans l'héméralopie, plus rarement la nyctalopie, le rétrécissement concentrique du champ visuel, et les lésions de la rétine.

L'héméralopie s'accompagne d'une diminution plus ou mois considérable de l'acuité visuelle ; la perte de la vision se manifeste également pendant le jour, lorsque le malade passe d'un lieu éclairé dans un lieu sombre. Le rétrécissement concentrique du champ visuel s'accroît de jour en jour ; la vision périphérique est abolie d'abord, et, après un temps variable, la vision centrale finit par se perdre ; le malade est alors atteint de cécité complète.

A la période d'état, on trouve, à l'ophthalmoscope, aux régions équatoriales de l'œil, des amas de pigment plus ou moins abondants. La quantité de pigment n'est pas en rapport avec la diminution de l'acuité visuelle ; celle-ci peut être relativement bonne avec une pigmentation très développée, de même qu'une grande faiblesse de la vue peut coïncider avec un pigment peu considérable. C'est surtout autour des vaisseaux que se déposent les amas de pigment ; ils s'étendent lentement de l'équateur de l'œil vers le nerf optique. Les vaisseaux, principalement les artères, diminuent considérablement de volume ; quelques-uns apparaissent comme des cordons blanchâtres, d'autres sont voilés par les amas pigmentaires. La coloration de la papille est souvent rose pâle. La choroïde participe parfois à l'inflammation de la rétine : on peut y observer des points ou des plaques brillantes vers la périphérie, des zones décolorées, concentriques, et disposées suivant les méridiens de l'œil. On a noté une fois un trouble floconneux de l'humeur vitrée. Mais une complication fréquente de la rétinite pigmentaire consiste dans une cataracte polaire postérieure, se présentant sous la forme d'une étoile à trois branches localisée au pôle postérieur et s'étendant peu.

Le doigt perçoit une dureté plus considérable du globe oculaire, augmentant avec l'âge de la maladie.

La microphthalmie se rencontre assez fréquemment chez les enfants nés aveugles à la suite de rétinite pigmentaire ou chez ceux qui sont déjà arrivés à une période avancée de la maladie.

La rétinite pigmentaire congénitale présente une marche lente ; son évolution, aboutissant à la cécité, n'est complète qu'en plusieurs années. La rétinite acquise a une marche beaucoup plus rapide. Elle peut se manifester tout d'abord par des éblouissements, survenant lorsque le malade regarde un objet vivement éclairé, et souvent comme par poussées intermittentes.

Le malade éprouve une sensation de pesanteur dans le fond de l'œil, de la fatigue de la vue ; il lui semble voir des corps brillants voltigeant au devant de lui. Enfin l'héméralopie se montre, et, avec elle, le rétrécissement du champ visuel ; la maladie est alors confirmée. Certaines causes accélèrent la marche de la rétinite pigmentaire ; tels sont un travail prolongé et habituel à la lumière artificielle, la vue de corps brillants, la fatigue des yeux, les poussières, un traumatisme, etc.

DECOLLEMENT DE LA RÉTINE

Le décollement de la rétine se montre parfois, mais rarement, à la suite de la rétinite syphilitique. C'est surtout vers les parties supérieures et équatoriales, quelquefois inférieures, de l'œil, que se produit le décollement. Il peut affecter des formes diverses ; il se montre le plus souvent sous l'aspect d'une poche, lorsque le décollement est partiel, ou sous forme d'entonnoir (de Græfe), lorsqu'il est général ; la petite extrémité de l'entonnoir est située au niveau du nerf optique, la grande extrémité correspond à la base des procès ciliaires.

La rétine apparaît comme une masse tremblotante, gris bleuâtre, onduleuse, parcourue par des vaisseaux interrompus brusquement dans leur parcours, puis déviés au delà. La poche rétinienne possède un liquide albumineux tenant en suspension des leucocytes, des globules rouges du sang et des paillettes de cholestérine. Lorsque le décollement est ancien, on constate que les diverses couches de la rétine sont atrophiées ; les vaisseaux ont subi la dégénérescence fibreuse, les cônes et les bâtonnets paraissent gonflés.

A l'ophthalmoscope, on constate un mouvement d'ondulation, de drapeau flottant ; les vaisseaux apparaissent comme brisés, en forme de Z ; la papille est souvent rouge ou nuageuse ; enfin la partie décollée se présente comme une masse grisâtre, tranchant sur le fond orangé de l'œil, avec des plis d'un blanc opaque. Le décollement de la rétine, en dehors de la rétinite, s'accompagne parfois de choroïdite, de corps flottants de l'humeur vitrée, de cataracte et de synéchies postérieures ; le diagnostic devient alors d'autant plus difficile que ces lésions masquent plus complètement les signes propres au décollement. La tension de l'œil peut être normale ou diminuée.

Les symptômes consistent dans un nuage qui, brusquement, vient obscurcir plus ou moins complètement l'étendue du champ visuel ; en une métamorphose des lignes droites en lignes courbées ou brisées : les lettres paraissent dissociées ; en une irisation des objets ; rarement en mouches volantes, en sinchisis étincelant.

La vue peut s'obscurcir d'une façon passagère ou périodique ; parfois aussi une partie, primitivement trouble, s'éclaircit : ce phénomène est dû au déplacement ou à la résorption partielle du liquide contenu dans la poche.

Le pronostic du décollement de la rétine est grave ; ce

n'est qu'exceptionnellement que la guérison s'observe Le plus souvent, et après un temps variable, le décollement s'accroît, pour aboutir au décollement complet et à la cécité.

NÉVRITE ET NÉVRO-RÉTINITE

La syphilis affecte avec une certaine prédilection les nerfs moteurs oculaires d'abord, le nerf optique ensuite. Les altérations qui siègent sur les premiers entraînent des paralysies qui sortent du cadre de notre travail ; quant à celles qui se montrent sur le nerf optique lui-même, elles donnent lieu à des névrites particulièrement intéressantes.

La névrite d'origine syphilitique peut s'observer à la suite de tumeurs de l'encéphale, de l'orbite, ou à la suite de rétinite spécifique. Il n'est pas nécessaire, pour que la névrite se produise, que les tumeurs siègent dans le voisinage des nerfs optiques ou soient en connexion avec eux ou avec leurs noyaux d'origine. Des néoformations de la surface convexe des hémisphères, de la base du cerveau, ou du cervelet, peuvent également en déterminer la production. Plusieurs théories ont été mises en avant pour en expliquer la pathogénie. On a invoqué successivement la diminution de la capacité intra-crânienne, les troubles circulatoires qui en résultent, et l'œdème consécutif, la propagation de l'inflammation aux filets nerveux, une névrose du grand sympathique ou paralysie vaso-motrice. Le siège de ces tumeurs peut donc être variable.

Les gommes cérébrales sont périphériques dans les trois quarts des cas : lorsqu'elles sont centrales, c'est presque toujours dans la portion grise des ganglions centraux (couche optique, corps strié), qu'on les rencontre. Elles sont plus fréquentes dans les parties antérieures du cerveau que dans les parties postérieures. Elles sont particulièrement communes vers la base du cerveau, et plus spécialement encore dans les parties moyennes de cette base (selle turcique et parties avoisinantes ; fosse centrale de la base du crâne et fosses spléno-temporales). Les gommes du cerveau ont une marche remarquablement lente ; elles mettent plusieurs mois à se constituer. Une fois formées, elles persistent longtemps, à moins que des troubles intenses n'enlèvent les malades, ou qu'un traitement approprié ne vienne enrayer leur marche. En effet, la guérison des gommes du cerveau est aujourd'hui reconnue possible ; des autopsies ont fait découvrir des stigmates cicatriciels de ces gommes sous forme de dépressions, de brides, de tractus linéaires, chez des individus qui, pendant leur vie, avaient présenté des symptômes évidents de gomme cérébrale. (Fournier : Syphilis du cerveau.)

Les lésions gommeuses des méninges viennent habituellement s'ajouter aux lésions du même genre du cerveau. Leur siège de prédilection est le même. Elles donnent lieu à des troubles divers dans la sphère des nerfs crâniens ou des vaisseaux (paralysies, compression) ; elles retentissent sur le cerveau, et peuvent même être le point de départ de gommes du cerveau par propagation. Les paralysies oculaires, si fréquentes dans la syphilis, viennent souvent révéler la nature diathésique des troubles observés. Ces paralysies accompagnent très fréquemment la perte de la vue et nous ne faisons que les mentionner ici en tant que complications de la cécité.

Lorsque l'affection reste localisée à la papille ou s'étend peu au delà, on a affaire à une névrite optique proprement dite ; si, au contraire, elle s'étend aux couches voisines de la rétine, elle constitue la névro-rétinite.

La névrite optique, au début, est caractérisée par le gonflement des veines qui deviennent flexueuses ; les artères conservent leur calibre normal ; aussi paraissent-elles plus petites auprès des veines dont le volume est considérablement augmenté. Celles-ci semblent être interrompues par places. La papille est gonflée, rougeâtre, souvent radiée ; ses bords sont effacés ; le gonflement est plus considérable du côté interne, et il s'étend un peu au delà de la papille. Les fibres nerveuses présentent un aspect blanc strié.

Ces signes s'accentuent de plus en plus, les artères diminuent véritablement de volume, la papille devient saillante, de couleur grisâtre ; il se produit de nombreuses apoplexies veineuses.

Après un temps variable, les vaisseaux disparaissent, la papille s'excave et prend une coloration blanche. Dans les névrites optiques, dépendant de tumeurs orbitaires, l'exophthalmie est fréquente, et en rapport avec le développement de la tumeur.

Lorsque l'inflammation se propage aux parties voisines de la rétine, elle constitue la névro-rétinite. On doit considérer deux variétés dans cette affection ; la première est consécutive à une névrite optique ; la seconde se montre d'emblée et constitue la névro-rétinite proprement dite. Dans cette dernière forme, la papille est moins gonflée, gris rougeâtre, ses bords se fondent insensiblement avec les parties voisines ; les veines sont moins dilatées, et les lésions généralement plus marquées sur la rétine que sur la pupille elle-même. D'après M. Galezowski, la pupille serait rétrécie dans la névro-rétinite, tandis qu'au contraire elle serait dilatée dans la névrite.

La photopsie et la chromopsie s'observent principalement dans la période aiguë de la maladie ; la photophobie est rare. La névrite optique et la névro-rétinite peuvent s'accompagner de symptômes généraux divers : vomissements, céphalalgie, névralgies oculaires et péri-orbitaires ; l'hémiplégie et les paralysies des muscles moteurs de l'œil démontrent parfois l'origine cérébrale de l'affection.

Souvent les troubles fonctionnels ne sont pas en rapport avec la gravité des lésions, et des malades ont pu présenter une acuité visuelle relativement peu diminuée avec des signes ophthalmoscopiques très accentués. Il peut se faire même que les signes seuls soient perçus et que les symptômes fassent défaut. M. le professeur Fournier, dans son Traité de la syphilis du cerveau, insiste sur ce point que la névrite optique la mieux constituée n'est pas incompatible avec la conservation de l'acuité visuelle. Il conseille, par suite, d'examiner à l'ophthalmoscope tout malade syphilitique qui commence à présenter tels ou tels symptômes se rattachant ou pouvan se rattacher à la syphilis cérébrale.

La cécité, qu'entraîne d'ordinaire la névro-rétinite syphilitique, n'est généralement pas brusque ; la vue se perd peu à peu, progressivement, et les troubles fonctionnels se déduisent de la marche toujours croissante de la lésion qui les produit. En effet, comme, la plupart du temps, ce sont des tumeurs soit gommeuses, soit osseuses qui sont le point de départ de l'affection, celle-ci suit l'évolution progressive et continue de celles-là.

Le pronostic de la névrite optique et de la névro-rétinite spécifiques est généralement plus favorable que celui des affections de même genre dues à des causes différentes. Lorsque l'atrophie papillaire est complète, la cécité est presque irrémédiable ; mais, néanmoins, il ne convient pas de différer le traitement, car souvent il produit des effets véritablement inattendus et peut rendre la vue à des malheureux qui se croyaient aveugles à jamais.

Ataxie syphilitique. — L'ataxie syphilitique est une cause fréquente de cécité. Les troubles de la vue, qui constituent un des symptômes habituels de l'ataxie, s'accentuent davantage chaque jour et aboutissent fatalement à la perte de la vision, si un traitement énergique ne vient entraver la marche de la maladie.

L'ataxie d'origine syphilitique apparaît d'ordinaire de 24 à 35 ans, rarement après 60 ans. C'est presque toujours chez l'homme qu'on la rencontre (103 fois sur 107, Fournier). Du reste, la syphilis est environ neuf fois plus fréquente chez l'homme que chez la femme, et ces deux proportions méritent d'être rapprochées. C'est principalement à la suite de syphilis originairement bénignes, et d'un traitement insuffisamment prolongé, que l'ataxie survient.

L'amaurose tabétique présente certaines particularités d'évolution qui la font soupçonner tout d'abord. Le début est presque toujours mono-oculaire; l'autre œil n'est affecté que quelques mois après le premier, souvent davantage. L'évolution est lente, continue, graduellement progressive. Le champ visuel se rétrécit d'une manière concentrique, avec échancrures en forme de secteurs. On observe, en outre, un certain degré de dyschromatopsie spéciale : daltonisme pour le rouge et le vert, qui paraissent gris ou noir, tandis que la perception se conserve intacte pour le jaune et le bleu.

A l'examen direct, on constate un resserrement étrange des pupilles, quelquefois inégal d'un œil à l'autre, et très variable comme degré. Enfin, survient la décoloration de la papille : elle se montre plus pâle que de coutume, blanchâtre ou blanche. Ses contours sont nets et tranchés; les vaisseaux paraissent normaux (Fournier : *De l'ataxie d'origine syphilitique*).

Les troubles de la vue peuvent précéder de beaucoup les phénomènes ordinaires de l'ataxie locomotrice. Pendant un temps plus ou moins long, quatre et cinq ans même, ce sont les seuls symptômes que parfois l'on observe; plus tard les douleurs fulgurantes, les troubles de la sensibilité, les paralysies oculaires, les désordres locomoteurs et ceux de la miction viennent s'y joindre.

L'atrophie papillaire qui succède à la névrite ou à la névro-rétinite d'origine cérébrale se distingue facilement de l'atrophie blanche par son aspect peu ou point excavé, par l'état des vaisseaux, par le halo particulier qui en voile le contour ; les bords de la papille sont diffus et une zone plus ou moins colorée leur sert de transition avec le fond rouge de l'œil; enfin, par la coloration grise ou gris bleu qui lui est spéciale dans certains cas. Cependant, parfois, rien dans l'aspect de la papille ne peut faire reconnaître une atrophie blanche d'une atrophie grise. Parmi les tabétiques, certains, par exemple, sont affectés d'atrophie grise, d'autres, d'atrophie blanche, bien qu'ils présentent les uns et les autres la même lésion spinale (Fieuzal).

Les atrophies papillaires sont les causes les plus fréquentes de la cécité ; sur 453 affections oculaires observées à l'hospice des Quinze-Vingts, on trouve 117 cas de phthisie du globe de causes diverses ; 94 cas d'atrophie papillaire, presque toujours double ; 50 cas d'irido-choroïdite ; 37 de sclérose de la cornée ; 8 seulement de scléro-choroïdite, et enfin 4 de rétinite pigmentaire ; sans compter un certain nombre de lésions d'un autre ordre. C'est donc l'atrophie papillaire qui fournit le plus grand nombre d'aveugles à l'hospice des Quinze-Vingts ; parmi ceux-ci, un grand nombre sont ataxiques.

Une statistique plus complète, comprenant les antécédents des malades, aurait été intéressante ; mais nous avons rencontré dans l'examen de ces vieillards bien des difficultés. Les aveugles des Quinze-Vingts jouissent d'une grande liberté, dont ils sont très jaloux ; pensionnaires de l'hospice pour la vie, il leur répugne de répondre aux questions qu'on leur pose ; peut-être la crainte d'un changement dans leur existence les influence-t-elle et les empêche-t-elle de donner les renseignements qu'on leur demande ? Ce sont ces raisons qui nous ont empêché de faire la statistique que nous avions projetée

Observation XIII (Fournier, Syphilis du cerveau, p. 567). Cécité; troubles de l'intelligence).

« Un tout jeune homme, encore au collège, contracte la syphilis un jour de sortie. Il se traite comme on peut se traiter dans un lycée et à cet âge, en cachant sa mésaventure à sa famille et à ses maîtres. Quelques années plus tard, il est affecté d'accidents de syphilis cérébrale, qui restent méconnus comme nature tout d'abord : céphalée, troubles de l'intelligence rapidement progressifs, phénomènes d'excitation, délire, hallucinations ; puis troubles oculaires ; puis hémiplégie droite ; et, coïncidemment, double sarcocèle spécifique. Alors seulement on commença à soupçonner le caractère syphilitique de ces manifestations diverses, et un traitement approprié est mis en œuvre. Bien que prescrit d'une façon aussi tardive, ce traitement, néanmoins, vient à bout de tous les symptômes, de tous sauf un seul, la névrite optique. Le sarcocèle disparaît comme par enchantement ; les troubles de l'intelligence s'effacent à l'unisson ; l'hémiplégie même guérit sans reliquats. Mais la névrite persiste quoi qu'on fasse. Peu à peu, elle dégénère en atrophie, et le malheureux jeune homme reste définitivement aveugle des deux yeux. Aveugle à vingt-cinq ans ! »

Observation XIV (Dr Fieuzal. Fragments d'ophthalmologie).

Chorio-rétinite avec atrophie papillaire blanche; syphilis ancienne; hémiplégie latérale droite: hémiplégie droite.

« M. D..., n° 8877, se présente à la clinique avec un embarras très prononcé de la parole, des fourmillements et une hémi-parésie de tout le côté droit; il est en outre atteint d'aphasie depuis quelques jours et se trouve dans un état des plus graves, car il présente des signes irrécusables d'une tumeur de la base du crâne qui doit siéger vers les tubercules quadrijumeaux ou les bandelettes optiques gauches, attendu que le champ visuel relevé avec soin présente une lacune dans toute la moitié droite.

L'examen ophthalmoscopique révèle l'existence d'une rétinite avec plaques d'atrophie chorio-rétiniennes et atrophie de la papille à droite ; à gauche, mêmes lésions moins avancées. L'acuité est cependant réduite pour chacun des yeux séparément à 1/5.

M. D..., âgé seulement de 28 ans, présente les apparences de la sénilité ; il est profondément cachectique et atteint depuis l'enfance d'un catarrhe bronchique avec asthme. La syphilis, qu'il a contractée il y a six ans, a trouvé chez lui un terrain propice à la malignité ; aussi sans donner lieu à l'iritis, qui sert pour ainsi dire de mise en garde, a-t-elle frappé d'emblée la rétine et les enveloppes du cerveau.

Malgré les apparences si défavorables et l'état chétif du malade, le sirop de Gibert est administré concurremment avec l'iodure de potassium et le chlorate de potasse, et déjà, au bout de quelques jours, on pouvait s'assurer, rien qu'à la démarche et à la parole de M. D..., que la résorption de la gomme cérébrale se faisait, et de la sorte le pronostic favorable, que l'origine syphilitique de ces troubles cérébraux nous avait fait porter, recevait sa consécration.

Après plusieurs intermittences et des rechutes, la guérison définitive a couronné la thérapeutique spécifique mise en œuvre. Malheureusement, la chorio-rétinite dont il était atteint n'a pu être modifiée pour l'œil droit, mais de l'œil gauche il a récupéré assez de vision pour pouvoir reprendre du travail ; en même temps son état général s'est beaucoup amélioré.

C'est là une guérison relative si l'on veut, mais pour ainsi dire inespérée, et dont il faut reporter tout le bénéfice à l'origine spécifique de la lésion. »

Observation XV (Dr Fieuzal. Fragments d'ophthalmologie).

Chorio-rétinite syphilitique ; destruction de la couche chorio-capillaire ; pigment disséminé dans tout le fond de l'œil ; atrophie papillaire double.

« Mme B..., n° 8675, âgée de 41 ans, dit avoir eu une bonne vue jusqu'à l'âge de 26 ans, en 1857, époque à laquelle elle contracta la syphilis de son mari et fit une fausse couche à six mois de grossesse. Elle entra à Lourcine, où elle fut soignée pendant deux mois, puis eut un enfant à terme en 1863, et un deuxième en 1865, tous deux très bien portants.

Quant à elle, elle a commencé par être nyctalope il y a plusieurs années déjà, puis sa vue a baissé de plus en plus, au point qu'elle ne peut plus se conduire seule, et qu'elle réclame un certificat pour les Quinze-Vingts. L'examen ophthalmoscopique démontre l'existence d'une chorio-rétinite double avec pigment parsemé le long des vaisseaux et, accumulé par plaques dans l'hémisphère postérieur ; les papilles sont blanches, atrophiées, et les vaisseaux comme épaissis par les restes d'une péri-vasculite qui en a amené l'oblitération ; il n'y a plus de perception lumineuse d'une manière appréciable. »

Malgré la dissémination du pigment dans tout le fond

de l'œil, M. le Dr Fieuzal considère l'affection, qui fait le sujet de l'observation précédente, comme une chorio-rétinite syphilitique avec accumulation de pigment, et non comme une rétinite pigmentaire. Notre honoré maître fonde son opinion sur le mode d'invasion de la maladie, connu plus tard par le récit de la malade elle-même, sur la manière dont la vision s'était perdue et aussi d'après l'aspect du fond de l'œil.

Observation XVI (Dr Fieuzal. Fragments d'ophthalmologie).
Névro-rétinite double; hémiplégie droite; tumeur cérébrale.

Madame M..., 52 ans, présente une paralysie de la moitié droite du corps qui s'est produite lentement et progressivement depuis 5 ans; sa vue a commencé à se troubler il y a un an, et l'examen ophthalmoscopique démontre une double névro-rétinite. Les douleurs de tête sont très violentes et l'acuité est réduite à 1/3 pour l'œil droit et 1/5 pour l'œil gauche. Sous l'influence du sirop de Gibert et de l'iodure de potassium l'amélioration est survenue rapidement.

Observation XVII (Dr Fieuzal. Fragments d'ophthalmologie).
Névro-rétinite double; céphalée; hémiplégie gauche; guérison.

M. P..., 36 ans, a contracté la syphilis il y a 12 ans, et a été soigné pendant trois mois. Depuis il a été sujet à des douleurs de tête pour lesquelles il a été soigné par l'homœopathie, puis la vue s'est obscurcie et les mouvements sont devenus embarrassés. Lorsqu'il est conduit à notre consultation, il présente une hémiplégie gauche et une névro-rétinite double avec boursouflement de la papapille optique et suffusion sous-rétiniene, péri-papillaire.

Les vaisseaux décrivent des flexuosités et revêtent une forme cirsoïde.

Le traitement par le sirop de Gibert et par l'iodure de potassium a produit un effet immédiat, et le malade, au bout de huit jours, pouvait venir seul à la Clinique.

L'amélioration s'est continuée, et la guérison dans ce cas, a été complète. Au bout de quatre mois de traitement le champ visuel est intact et l'acuité normale.

Observation XVIII (personnelle).

Névro-rétinite double de cause spécifique; atrophie papillaire double.

Madame H..., 36 ans, couturière, vient consulter, le 15 décembre 1880, à la Clinique des Quinze-Vingts.

A l'âge de 15 ans, elle a été conduite par sa mère et par sa sœur chez un homme riche, dit-elle, qui l'a violée. A la suite de l'attentat, elle devint très malade et fut même obligée de garder le lit pendant six mois. Elle raconte qu'elle a eu à ce moment de petits boutons aux parties génitales, des maux de tête, de la fièvre et sur le corps une éruption semblable à celle de la rougeole. Depuis, elle a eu des maux de gorge fréquents, pour lesquels le médecin la cautérisait, et qu'il appelait des plaques. La malade a perdu ses cheveux, qui repoussèrent quelque temps après; elle a présenté des engorgements ganglionnaires des régions inguinale et sous-maxillaire.

Elle a ressenti, à plusieurs reprises, des douleurs dans les membres et à l'épigastre. Mariée à 16 ans, elle fait en 1860, une fausse couche de quatre mois.

Il y a deux ans cette femme s'apercut que sa vue baissait; en même temps elle ressentit des douleurs vives dans les tempes. Les deux yeux se prirent à peu près en même temps. Actuellement la malade voit à peine pour se conduire ; elle est sujette à des vertiges, à des éblouissements. Elle ressent des douleurs vives, et persistantes, en ceinture. Elle se plaint d'une grande faiblese dans les jambes; les réflexes rotuliens sont diminués. Elle a des maux de tête fréquents; elle perd la mémoire et cherche parfois longtemps des objets qui sont devant elle. A la fin de juin 1883, elle a été affectée de rétention d'urine pour laquelle elle a été sondée deux fois. La malade parle avec volubilité ; il existe chez elle un certain degré d'excitation cérébrale. — L'examen ophthalmoscopique démontre l'existence d'une névro-rétinite double, avec atrophie papillaire double.

Œil droit V = 1/3 — 1 D = 2/3

Œil gauche V = 1/3

Le traitement suivi a été le suivant : sirop de Gibert, sirop d'iodure de fer, puis iodure de potassium. Entre temps, la malade a pris également du bromure de potassium.

Observation XIX (personnelle).

Névro-rétinite circa-capillaire double, avec troubles du corps vitré.

M. L..., âgé de 48 ans, cantonnier, vient consulter, le 26 janvier, 1883, à la Clinique des Quinze-Vingts (n° 14.460).

Il y a 18 mois, il a souffert de maux de gorge; ses cheveux, sont tombés. Il a présenté en outre une éruption généralisée à tout le corps, des papules à l'anus et des engorgements ganglionnaires dans l'aine. Il s'est plaint depuis de douleurs rhumatoïdes des membres supérieurs. Depuis six mois, sa vue baisse; il ressent des crampes dans les jambes, et des fourmillements dans les extrémités des pieds et des mains. Il semble, dit-il, marcher sur un tapis. Les réflexes rotuliens et iridiens sont conservés. Le malade est grand fumeur; il boit beaucoup. Les urines sont normales.

OEil droit : c. l. d. à 1 m... } S.A.
OEil : gauche c. l. d. à 0,50. }

A l'ophalmoscope, on constate une névro-rétinite double, circa-papillaire, avec troubles de l'humeur vitrée.

Le traitement institué consiste dans l'administration du sirop de Gibert et dans l'application de ventouses scarifiées.

Observation XX (Fournier. De l'ataxie locomotrice d'origine syphilitique).

Cécité bilatérale chez un ataxique syphilitique.

Un malade, anciennement syphilitique, n'ayant plus éprouvé de vieille date aucun accident de syphilis, s'aperçoit par hasard, en 72, qu'il ne voit plus de l'œil gauche. On méconnaît tout d'abord la nature spécifique de l'affection, et divers traitements (sauf le seul qui aurait eu quelques chances de succès) sont administrés en pure perte. — Cet œil se perd. — Puis, l'autre œil se prend. Nouvelles consultations. Cette fois, deux de mes collègues suspectent une cause spécifique et prescrivent un traitement iodo-mercuriel, lequel « fait merveille » et restitue la vision de l'œil droit dans son acuité presque normale,

Malheureusement, le malade se croit guéri, et, n'éprouvant plus d'ailleurs aucun symptôme, ne prolonge pas ce traitement au delà de quelques mois. — Trois ans plus tard, en 76, accidents d'un nouveau genre : affaiblissement progressif des forces viriles, puis invasion de quelques rares douleurs fulgurantes. — Pas de traitement spécifique. — Les années suivantes, impuissance se confirmant; douleurs fulgurantes devenues fréquentes et aiguës; troubles divers de la sensibilité, et notamment anesthésie plantaire ; douleurs en ceinture, et retour offensif de la maladie vers l'œil droit dont la vue décline rapidement. — En 79, incoordination motrice, très légère d'abord, presque inapparente, ignorée même du malade pendant un certain temps, puis s'accentuant d'une façon bien manifeste. Finalement, aujourd'hui, cécité bilatérale absolue, d'une part, et, d'autre part, ataxie locomotrice des plus formelles, avec son cortège classique de troubles multiples et divers que je passerai sous silence.

Observation XXI (personnelle).

Atrophie grise double.

L... (Jean), 61 ans, professeur retraité. Syphilis à l'âge de 25 ans : chancre reconnu par un médecin en renom à cette époque. L'œil gauche est perdu depuis très longtemps ; le malade s'en est aperçu par hasard en fermant l'œil droit. Pas de taches sur la peau, pas de maux de gorge, pas de croûtes dans les cheveux.

Il y a trois ans, il aurait perdu subitement la vue de l'œil droit. Depuis cette époque, sa vue baisse progressivement, et aujourd'hui elle est très faible : il ne distingue les objets, dit-il, que dans un brouillard ; il ne peut lire que des caractères de 8 millimètres. Pas de douleurs fulgurantes. Douleurs d'estomac le soir, après le dîner ; rejet de matières visqueuses, filantes. Si on fait fermer les yeux au malade, il ne se tient que difficilement sur une jambe. Réflexes rotuliens légèrement diminués ; fourmillements dans le bras droit qui déterminent des mouvements incessants de flexion et d'extension.

Œil droit : $V = 1/6$.

Œil gauche : C. l. d. à $0^{m}50$.

Nicotisme : 0 fr. 25 cent. de tabac par jour actuellement, et davantage autrefois ; absinthisme dans un âge plus jeune.

L'examen opthalmoscopique fait découvrir une atrophie grise double, plus avancée à gauche.

Observation XXII (personnelle).

Cécité mono-oculaire; affection tabétique.

Le 12 juin 1883, le nommé B... (Eugène), portefeuilliste, âgé de 37 ans, se présente à la Clinique nationale des Quinze-Vingts (n° 17,511), pour une affection des yeux datant de huit mois environ. Au mois de septembre 1882, en effet, le malade a perdu complètement la vue de l'œil droit ; deux ou trois mois plus tard, il constatait que la vision s'affaiblissait du côté gauche. Depuis, le travail fatigue sa vue ; il ne peut se livrer à aucun ouvrage délicat. C'est surtout le soir qu'une application un peu soutenue lui est impossible. Il distingue bien les couleurs, et peut lire de son œil gauche ; mais la vision est complètement abolie dans l'œil droit.

OEil droit : V = O.

OEil gauche : V = 2/3, 1 a.

L'ophthalmoscope révèle une atrophie grise double, complète à droite.

Le malade se plaint de crampes douloureuses dans les jambes, principalement du côté droit. Il est sujet à une céphalalgie frontale vive, d'une durée de plusieurs heures, en moyenne, et revenant à intervalles assez rapprochés. Sa mémoire lui fait défaut par instants ; il a des absences fréquentes au milieu de son travail. Sa marche est mal assurée, surtout si on vient à lui fermer l'œil gauche ; sa jambe lui paraît lourde, comme si elle avait à porter un poids considérable. Les membres sont affectés de tremblement, et l'impression du sol n'est pas très bien perçue ; il semble au malade qu'il marche sur un tapis. Les réflexes rotuliens sont nuls. La main gauche serre plus fortement que la droite. Ni douleurs fulgurantes, ni douleurs en ceinture; aucun trouble du côté des organes génito-urinaires. Pas d'alcoolisme, ni de nicotisme.

Interrogé sur ses antécédents, le malade nous apprend qu'il a eu, en 1866, un chancre induré de la verge, bientôt suivi de croûtes dans les cheveux; néanmoins pas de roséole, pas de taches sur la peau, pas de plaques dans la bouche, ni de douleurs dans les jointures. Il fut admis une première fois à l'hôpital du Midi où on lui donna des pilules mercurielles, puis une seconde fois, et on lui administra de l'iodure de potassium. Depuis, le malade n'a éprouvé aucun accident du côté de la peau ou des muqueuses ; aussi n'a-t-il suivi aucun traitement depuis sa sortie du Midi.

En 1876, il a été opéré de strabisme par le Dr Fano. Du mois de janvier au mois de mai, le sieur B... a été soigné par le Dr Galezowski ; il ne peut nous renseigner au sujet du diagnostic porté, et parle d'injections qu'on lui faisait aux tempes. Dernièrement, il a été consulter M. Charcot qui lui a ordonné des applications répétées de teinture d'iode à la nuque et le long de la colonne vertébrale, et six gouttes de teinture de noix vomique et de teinture de Mars tartarisée dans un petit verre de vin de Colombo, avant chaque repas. Enfin, le 12 juin, il vient consulter aux Quinze-Vingts ; la syphilis est reconnue et on institue le traitement suivant : 1° injection de strychnine à la tempe ; 2° matin et soir une cuillerée d'une solution d'iodure de potassium, contenant 2 gr. de sel pour 20 gr. d'eau.

Observation XXIII.

Kératite parenchymateuse; chorio-rétinite; atrophie papillaire; dents d'Hutchinson.

Mlle R... (Élisa) vient consulter à la clinique particulière du Dr Fieuzal. Elle présente des lésions oculaires multiples : kératite parenchymateuse, chorio-rétinite et atrophie des papilles. Elle a contracté la syphilis de sa nourrice. Elle est affectée actuellement d'une adénite cervicale et d'une laryngite chronique. L'examen de la bouche fait découvrir des dents dites d'Hutchinson.

Observation XXIV (Registre des Quinze-Vingts).

Rétinite pigmentaire.

Le sieur L... (Jean-Pierre), né le 18 février 1818, entré le 3 février 1876 à l'hospice des Quinze-Vingts. Ce malade a eu la syphilis en 1863; il a été affecté depuis d'iritis spécifique et de chorio-rétinite. L'examen ophthalmoscopique, pratiqué à son entrée à l'hospice, a démontré l'existence de plaques de pigment chorio-rétinien à la région équatoriale, et une rétinite circa-papillaire.

Observation XXV (service de M. le professeur Fournier).

Troubles de la vue; syphilides cutanées; glosso-syphilis.

Le nommé M... (Amédée), 33 ans, employé du chemin de fer de l'Ouest, entre le 25 avril 1880 dans le service de M. le Dr Fournier, salle Saint-Louis, nº 42. Il jouit d'une bonne santé habituelle; il est néanmoins entaché de lymphatisme et a souffert d'engelures. Il contracte, en 1879, un chancre, suivi quelque temps après de syphilides papuleuses sur le corps et de papules érosives de la gorge. Il suit un traitement hydrargyrique une première fois pendant deux mois, et une seconde fois durant cinq mois. Depuis six semaines le malade a cessé tout traitement.

Antécédents : déformation frontale à la suite d'un accident pendant l'enfance; fracture et perte de substance cérébrale, cicatrice avec enfoncement.

Depuis cet accident, l'œil gauche est perdu pour la lecture ; cependant le malade voit très nettement les doigts à un mètre cinquante de distance. A un examen superficiel, les milieux de l'œil paraissent sains et normaux.

Il y a huit mois, en l'espace de huit à dix jours, sans céphalée préalable, sans attaque concomitante, le malade constata un abaissement considérable dans l'acuité visuelle de l'œil droit. Il ne pouvait plus lire les caractères d'impression ordinaires. Aujourd'hui la vue s'est améliorée : il lit un journal, mais une lecture prolongée serait au-dessus de ses moyens. Les phosphènes sont conservés, et les milieux de l'œil paraissent sains. Le malade dit voir les objets comme à travers un voile, une toile d'araignée ou de la fumée. Lorsqu'il se baisse ou qu'il fait un effort, sa vue est beaucoup plus faible encore. Le soleil lui fait mal et l'empêche de voir. Pas de sensations lumineuses ; pas d'étincelles.

Le malade n'est pas sujet aux maux de tête. La pulpe digitale du pouce droit est depuis un mois le siège d'une ulcération arrondie, qui se couvre d'une croûte jaunâtre. Çà et là, sur le corps, sont disséminées des croûtes pustuleuses ou ecthymateuses sans grand caractère, apparues aussi depuis un mois environ. Pas d'autre lésion cutanée. Depuis très longtemps, et presque constamment, car le malade est fumeur, la langue et la bouche ont été malades, rouges, gonflées, ulcérées. Aujourd'hui encore il existe une angine manifeste ; mais la gorge est trop irritable, les réflexes trop faciles, pour permettre un examen approfondi. L'haleine est fétide ; la muqueuse buccale est tuméfiée, violacée, et garde l'empreinte des dents. La langue est principalement atteinte : tout son bord libre et la face dorsale de son extrémité antérieure sont couverts d'ulcérations plus ou moins profondes, avec desquamation épithéliale étendue à la périphérie. L'état général est satisfaisant : le malade dort bien ; il mange bien.

Au bout d'un mois de traitement, on constate une très grande amélioration.

. . . .

OBSERVATION XXVI (service de M. le professeur Fournier).

Syphilis cérébrale; troubles de la vue; testicule syphilitique; gommes cutanées, paralysie des membres inférieurs; traitement insuffisant.

Le nommé M... (Pierre), 33 ans, tapissier, entre le 16 juillet 1881, dans le service de M. le Dr Fournier, salle Saint-Louis, lit 2.

Ce malade s'est presque toujours bien porté; mais, il y a sept ans, il contracta un chancre induré pour lequel il entra au Midi, dans le service de M. Horteloup. Il prit des pilules de protoiodure de mercure pendant près d'un mois.

Durant les deux années qui suivirent, il ne se produisit aucun accident.

Il y a cinq ans, les testicules devinrent gonflés, durs et douleureux. Le malade se remit au traitement spécifique pendant cinq mois (sirop de Gibert) ; mais, n'obtenant aucun résultat, il cessa tout traitement, et ses testicules restèrent dans le même état pendant trois ans; ils reprirent plus tard leur état normal, sans l'aide d'aucune médication.

Il y a trois ans, de petites nosodités apparurent sous les téguments, en différents endroits; la peau s'ulcéra, et elles s'ouvrirent à l'extérieur. Ces gommes sous-cutanées ont laissé des cicatrices gaufrées, blanches, à la jambe droite et dans le dos. Ces gommes n'étaient pas encore cicatrisées, lorsque, à la suite du gonflement de l'épididyme et du cordon inguinal, apparurent suivant le trajet de ceux-ci, deux autres gommes dont on peut voir les traces.

Il y a un an la vue commença à faiblir ; depuis six

mois, le malade voit double ; il ne présente pas de strabisme.

Il y a neuf mois, survint une faiblesse des jambes qui fut suivie rapidement d'une paralysie des membres inférieurs ; les sphincters furent respectés, mais le malade fut constipé pendant dix-sept jours. Cette paralysie fut traitée pendant dix-huit jours par le sirop de Gibert, et guérit au bout de six semaines. Jamais on n'avait constaté de perte de la sensibilité, ni de contracture.

Le malade entre aujourd'hui à l'hôpital pour un mal de tête qui dure depuis trois mois et pour des troubles de la vue. Ceux-ci consistent en une amblyopie très marquée, sans strabisme; la pupille de l'œil gauche est très dilatée; il n'y a pas de ptosis. La vue est surtout affaiblie du côté droit, où existe une taie datant de l'enfance et consécutive à un traumatisme. L'examen ophthalmoscopique ne fait pas découvrir d'altération notable de la papille : les vaisseaux sont sains, les contours assez nets, tout au plus y aurait-il une légère décoloration de la papille qui paraît plus blanche qu'à l'état normal.

Les mouvements sont conservés ; pas d'ataxie ; pas de troubles de la sensibilité, ni de l'idéation, si l'on en excepte une difficulté à se rappeler les dates des divers incidents de sa maladie, ce qui indique un affaiblissement assez marqué de la mémoire.

Le réflexe tendineux du genou est complètement aboli.

En somme, syphilis cérébrale soignée d'une façon très insuffisante.

Observation XXVII (clinique des Quinze-Vingts).

Rétinite circa-papillaire; décollement de la rétine.

B... (Jean), 52 ans, sans profession. — Le malade a eu la syphilis à 25 ans; il a été traité par le proto-iodure de mercure et l'iodure de potassium. Depuis six semaines il se plaint de troubles dans l'œil gauche. L'examen ophthalmoscopique démontre l'existence d'une rétinite circa-papillaire avec localisation dans la macula, et en outre celle d'un décollement de la rétinite avec hyperhémie papillaire trés marquée.

Œil droit : V = 1

Œil gauche : c. l. d. à 0,40

Pas de dyschromatopsie de l'œil droit. Du côté gauche, dyschromatopsie pour le vert et le bleu, achromatopsie pour le rouge.

Les réflexes rotuliens sont abolis. — Pas d'autres troubles.

Depuis six mois, le malade ne digère plus et se nourrit exclusivement de lait.

L'énucléation de l'œil est opérée le 11 juillet 1883, après chloroformisation.

Le temps ne nous permet pas de rapporter l'examen histologique de cette pièce intéressante.

CONCLUSIONS.

La syphilis détermine des lésions oculaires graves pouvant amener la cécité; c'est une cause fréquente de la perte de la vision; et cela à tout âge, dans l'enfance aussi bien que dans l'âge adulte.

Toutes les membranes de l'œil peuvent être atteintes de lésions spécifiques amenant la destruction de l'organe.

Le plus souvent, les lésions sont multiples; elles restent rarement localisées à une seule membrane.

Les lésions oculaires de la syphilis sont le plus souvent indolentes et naissent parfois à l'insu du malade, exception est faite pour l'iritis.

Dans la majorité des cas, c'est l'atrophie papillaire qui entraîne la perte de la vue.

L'ataxie se rencontre fréquemment chez les aveugles syphilitiques.

Le traitement spécifique, mixte, a une influence considérable sur les lésions oculaires de la syphilis : la guérison est très fréquente.

Paris. — Typ. A. Parent, A. Davy, successeur, rue Madame, 52
et rue Monsieur-le-Prince, 14.

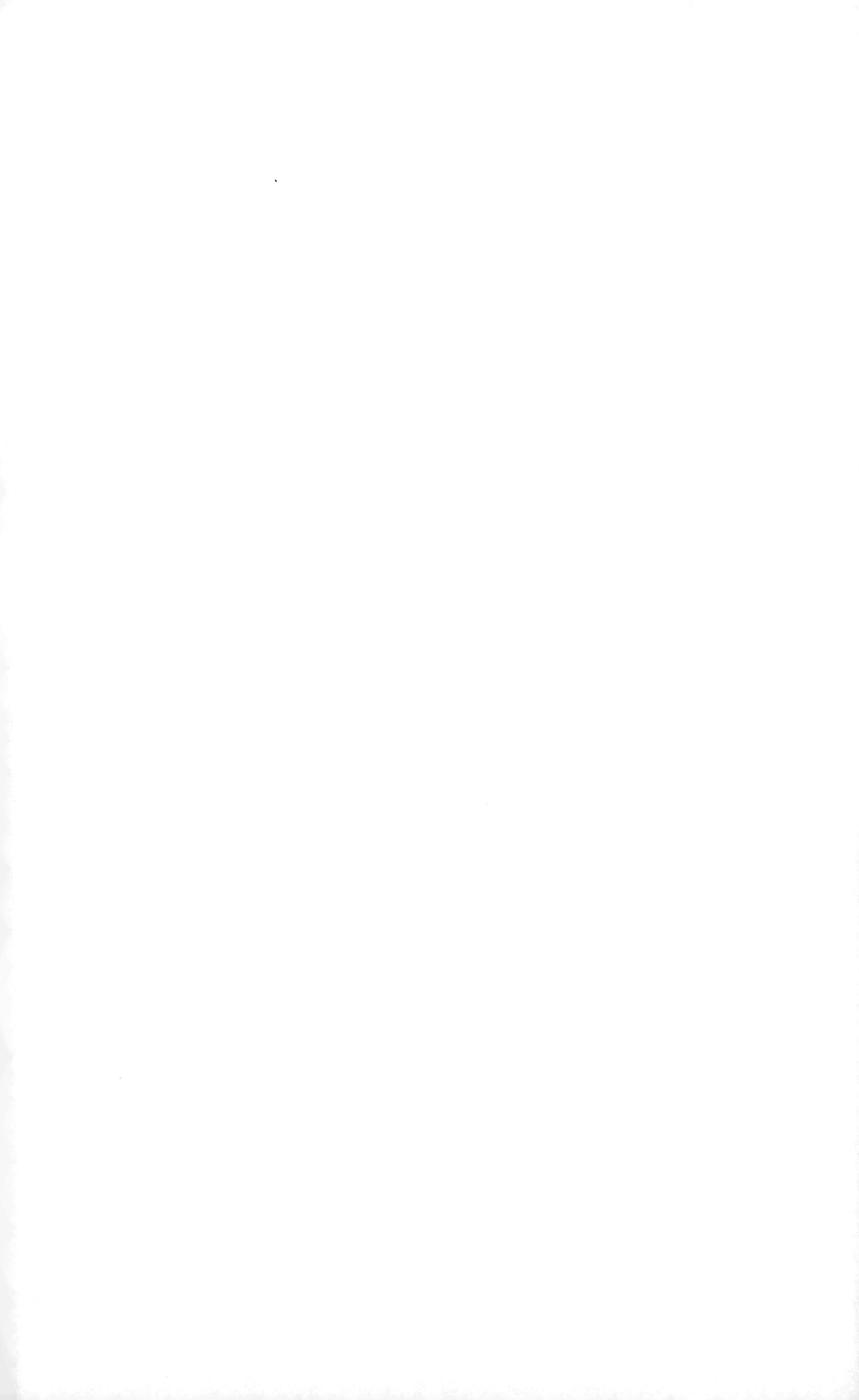

www.ingramcontent.com/pod-product-compliance
Ingram Content Group UK Ltd.
Pitfield, Milton Keynes, MK11 3LW, UK
UKHW021009200726
13857UKWH00004B/1353